To ....

From ....

용기를 내어 당신이 생각하는 대로 살아야 합니다.
그렇지 않으면 머지않아 당신은 사는 대로 생각하게 될 것입니다.
– 폴 부르제(프랑스의 시인, 철학자)

Il faut vivre comme on pense,
sans quoi l'on finira par penser comme on a vécu.
– *Paul Bourget*

터닝포인트는 삶에 긍정적 변화를 일으키는 좋은 책을 만들기 위해 최선을 다합니다.

매일매일 내 아이를 빛나게 하는

여자아이 헤어스타일

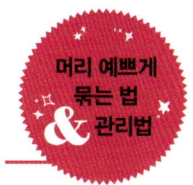

코지 프리드먼·셰릴 버크 지음 | 임유라 옮김

First published in the United States as : COZY'S COMPLETE GUIDE TO GIRLS' HAIR
: The Cutest Cuts and Sweetest Hairstyles to Do at Home
Copyright © 2011 by Cozy Press, LLC
Photographs copyright © 2011 by Alexandra Grablewski
Illustrations copyright © 2011 by Jennifer Playford
Design by Susan E. Baldaserini
All rights reserved.
This Korean edition was published by TURNINGPOINT in 2014 by arrangement
with Artisan Books, a division of Workman Publishing Company, Inc., New York
through KCC(Korea Copyright Center Inc.), Seoul.

이 책은 (주)한국저작권센터(KCC)를 통한 저작권자와의 독점계약으로 터닝포인트에서 출간되었습니다.
저작권법에 의해 한국 내에서 보호를 받는 저작물이므로 무단전재와 복제를 금합니다.

매일매일 내 아이를 빛나게 하는
여자아이 헤어스타일

2014년 3월 3일 초판 1쇄 발행
2015년 1월 5일 초판 2쇄 발행

지은이_ 코지 프리드먼, 셰릴 버크
옮긴이_ 임유라
펴낸이_ 정상석
기획·편집_ 차슬아
편집디자인_ 한은경
표지디자인_ 이지선
펴낸 곳_ 터닝포인트
등록번호_ 2005. 2. 17 제6-738호
주소_ 서울시 마포구 연남로 97-1(연남동, 3층)
대표전화_ (02)332-7646
팩스_ (02)3142-7646
홈페이지_ www.diytp.com
ISBN_ 978-89-94158-51-8 13590
정가_ 16,000원

내용 문의 diamat@naver.com
터닝포인트는 삶에 긍정적 변화를 가져오는 좋은 원고를 환영합니다.

Contents

여자아이를 키우는 부모님에게   6

CHAPTER 1
알아두면 유용한 머리카락 상식
- 머리카락이란 무엇이고 어디에서 나는가?   12
- 이건 다 유전자 때문!   13
- 머리카락의 생장 단계   14

CHAPTER 2
딸의 머리카락은 어떤 유형?
- 생머리, 반 곱슬머리, 심한 곱슬머리   20
- 조금 특별한 모발 유형   23
- 머리숱   26
- 모발 상태   28

CHAPTER 3
헤어 도구의 모든 것
- 헤어드라이기   34
- 헤어아이론   37
- 헤어롤   39
- 빗과 브러시   42

CHAPTER 4
헤어 액세서리의 모든 것
- 머리끈   50
- 머리핀   50
- 머리띠, 헤어밴드, 머리망   52
- 머리핀 DIY   54

CHAPTER 5
헤어 제품의 모든 것
- 샴푸에 대한 솔직한 고백   60
- 컨디셔너의 모든 것   64
- 오가닉(유기농) 제품   64
- 엉킨 머리를 푸는 노하우   66
- 머리 구획은 어떻게 나눌까?   67
- 여름철 헤어 케어   68
- 겨울철 헤어 케어   69

CHAPTER 6
헤어 응급 상황
- 껌이나 찐득찐득한 것   74
- 비듬   74
- 정전기 때문에 일어선 머리   75
- 모자에 눌린 머리   75
- 끝이 갈라진 머리카락   75
- 푸석푸석한 머리   75
- 머릿니(이)   76

CHAPTER 7
여자아이를 위한 예쁜 커트
- 얼굴형에 어울리는 커트   85
- 기본 앞머리   86
- 헤어 커트 DIY   87
  - 일자 앞머리   89
  - 일자 커트   91

CHAPTER 8
아기 헤어 관리
- 생애 첫 헤어 커트   98
- 머리가 볼품없을 때   100
- 아기 헤어 액세서리   102

CHAPTER 9
곱슬머리와 생머리

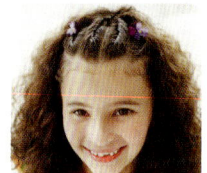
네 가닥 트위스트
111

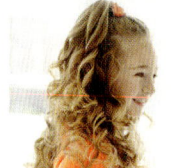
사과머리
112

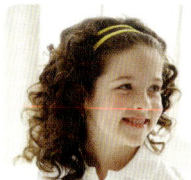
스포츠 걸
115

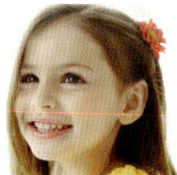
한쪽만 넘긴 머리
118

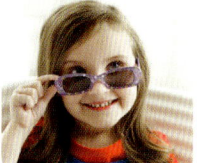
자갈치 머리
121

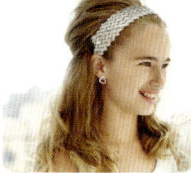
화려한 여배우 스타일
122

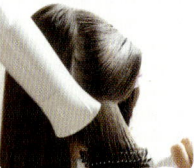
미용실 드라이 비법
124

CHAPTER 10
묶는 머리

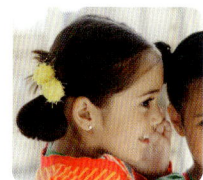
양갈래 고리 머리
132

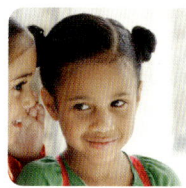
양갈래 도넛 머리
133

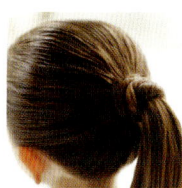
돌려 감은 포니테일
135

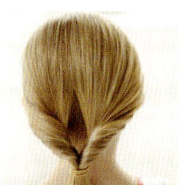
뒤집은 포니테일
136

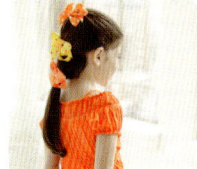
리본 삼총사
139

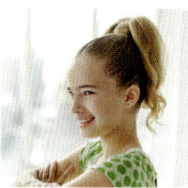
램프의 요정 지니
140

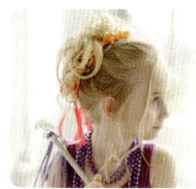
요정 나라 공주
143

CHAPTER 11
땋는 머리

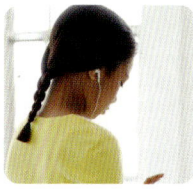
기본 땋기
148

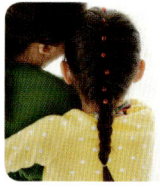
디스코 땋기
151

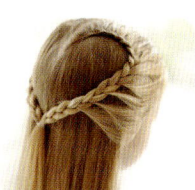
하트 땋기
153

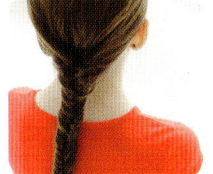
지네 땋기
157

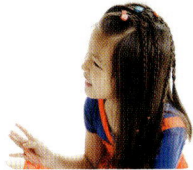
미니 땋기
158

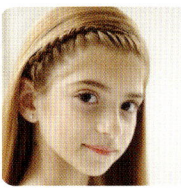
벼머리 땋기
161

CHAPTER 12
5분 안에 완성하는 스타일

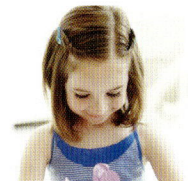
더블 트위스트
167

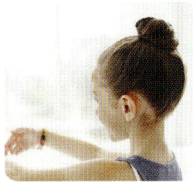
만두머리
168

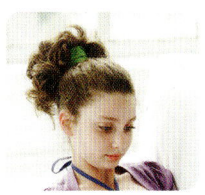
내추럴 포니테일
171

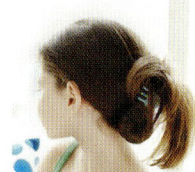
내추럴 올림머리
172

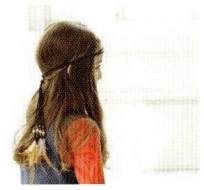
시크한 히피 스타일
175

CHAPTER 13
특별한 날을 위한 스타일

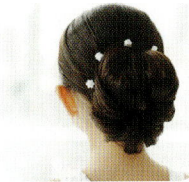
발레리나 올림머리
181

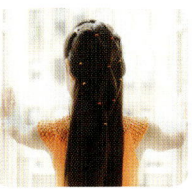
거미줄 포니테일
183

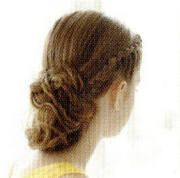
여배우 올림머리
186

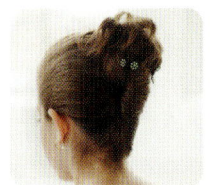
트위스트 올림머리
188

특별한 날을 위한 헤어 관리 비법 190

감사의 말 193

찾아보기 196

여자아이를 키우는 부모님에게

만약 제가 열두 살쯤 되었을 때, 누군가가 제가 언젠가 여자아이 머리 전문가가 될 거라고 말해 주었다면 전 아마 웃었을 거예요. 어렸을 때 저는 늘 다른 친구들의 머리를 부러워했었거든요. 저는 곱슬곱슬한 머리로 태어났지만, 제 머리도 피겨스케이터 도로시 해밀의 쫙 펴지고 찰랑찰랑한 단발머리 같았으면 하고 간절히 바랐어요. 하지만 아무리 머리를 괴롭혀서 차분하게 하려 해 봐도, 절대 도로시 해밀의 머리처럼 되지는 않았죠. 완벽히 머리를 드라이하고, 더 나아가 제 머릿결이 어떤지 이해하고 받아들이게 되기까지는 여러 해가 걸렸어요. 이제는 머리를 어떻게 해야 하는지 알기 때문에 웨이브를 주든 쫙 펴든 마음에 들게 만질 수 있어요.

    20년 가까이 뉴욕에서 '코지의 어린이 미용실'을 운영하면서, 저는 제 헤어살롱의 문을 열고 들어오는 수천 명의 여자아이들을 만났어요. 제 고객은 연예인이나 모델 일을 하는 아이들부터 '보통 아이들'까지 다양해요. 아이들은 모두 제각각이고 생김새도 다르지만, 예쁘고 특별해 보이고 싶어 한다는 점은 같아요. 솔직히 말하자면, 머리 모양이란 여자아이의 자존심을 위해 중요해요. 헤어스타일은 어떤 옷에나 궁극의 액세서리가 되기도 하죠. 지금 기분이 어떤지 표현할 수도 있고, 특별한 순간을 기념하는 데 필요하기도 해요. 활발해 보일 수도, 우아해 보일 수도 있고, 심지어 아이의 개성과 성격이 드러나기도 해요.

    주변 사람들이 저에게 여자아이 머리에 대한 책을 써 보라고 한 지도 몇 년이 되었어요. 이 모든 자료를 모은다는 건 엄청난 일이지만, 사실 매력적인 제안이었다는 건 인정해요. 저는 아들만 둘이 있는 엄마라서 제 기술과 지식을 집에서 쓸 일이 없어요! 머리 만지는 법에 대한 정보는 많지만, 헷갈리기도 하고 우리 아이의 경우에 딱 들어맞지 않는 것도 많죠.

    이 책에 다른 점이 있다면 바로 그거예요. 아이의 모발이 어떤 종류든 상관없이, 그러니까 길이가 어떻든, 결이 어떻든, 어떤 문제가 있든, 필요한 모든 정답을 찾을 수 있는 책이라는 거죠. 우선 어린아이를 키우는 부모님들에게 무엇이 궁금한지 물어보았어요. 어떻게 하면 아프지 않게 엉킨 머리를 풀 수 있는지, 얼마나 자주 샴푸와 컨디셔너로 머리를 감겨 주어야 하는지, 머리카락에 사고를 쳤을 경우 어떻게 해야 하는지 같은 고민을 얘기하더군요.

그 다음에는 여자아이들에게 직접 어떤 스타일을 좋아하는지 물어보았어요. 어배우처럼 화려한 스타일? 히피 스타일? 요정처럼 귀여운 스타일? 우리 딸들이 어떤 스타일을 원하든, 이 책에 있답니다. 우리 미용실에서 가장 인기 있는 땋은 머리, 올림머리, 트위스트, 만두머리, 포니테일을 총망라하고 단계별로 어떻게 해야 하는지 설명을 덧붙였습니다. 이 책이 머리 만지는 법을 알려 주는 선생님이라고 생각하세요!

도저히 짬이 안 날 만큼 바쁘더라도, 우리 딸들이 멋진 머리 모양을 하고 다닐 수 있게 해 드리겠다고 약속해요. 만약에 우리의 딸, 조카, 손녀들이 머리를 자르고 싶어 하거나 어느 연예인이 한 머리를 따라 하고 싶어 하면, 그냥 페이지를 넘겨 보세요. 수많은 아이디어와 간단한 설명을 찾을 수 있을 거예요. 게다가 우리 미용실에서만 아는 비법도 담았답니다. 집에서 머리 자르는 법, 어떤 얼굴이라도 돋보이게 하는 스타일, 알맞은 도구와 제품 쓰는 법 같은 거예요.

저는 여자아이들이 스스로에게 자신감을 가졌으면 좋겠어요. 또 아이들이 자기의 진정한 아름다움을, 외면뿐 아니라 내면의 아름다움을 깨닫기까지 부모님이 도와줄 수 있도록 힘을 드리고 싶어요. 내가 예뻐 보인다는 생각이 들면 기분도 좋아져요. 간단하죠. 이 책이 부모님을 도와서 어떤 여자아이라도 자기 머리에서, 또 자기 자신에게서 최고의 것을 끌어낼 수 있게 할 거예요. 여자아이에게는 머리카락이란 게 그렇게 중요하답니다.

사랑을 담아, 코지 드림

Cory

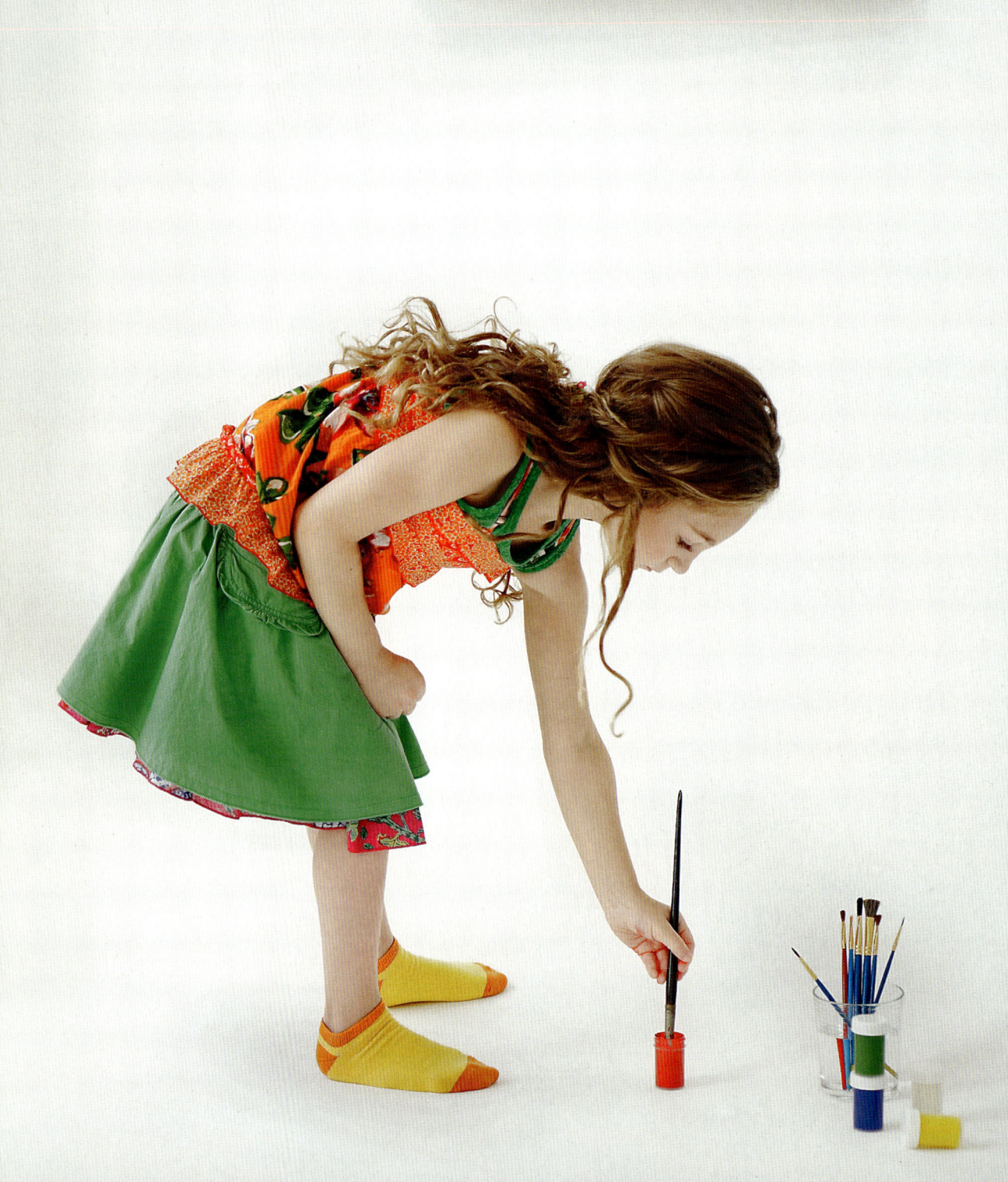

CHAPTER 1

알아두면 유용한 머리카락 상식

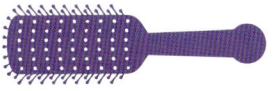

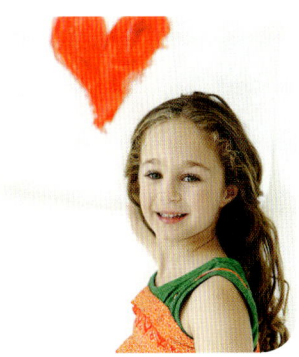

여자아이들은 머리카락을 좋아합니다. 왜 안 그러겠어요? 아름답고 황홀한 데다 신데렐라에 나오는 요정 할머니가 마법을 부리지 않아도 셀 수 없이 다양한 스타일로 변신이 가능한데요. 우리 딸들이 어떤 옷이 좋고, 방은 어떻게 꾸며야 한다면서 개성을 드러내기 시작하면, 헤어스타일 또한 우리 아이가 어떤 사람인지 비추는 거울이 됩니다. 우리 딸의 헤어스타일은 어느 날엔 세상 사람들에게 "나 바보 같은 짓을 했어요."라고 말하고 있는가 하면, 어떤 때는 "전 이제 어린애가 아니에요!" 하고 선언하기도 합니다. 땋거나 웨이브를 주기만 하면, 다른 스타일의 다른 사람이 될 수 있다니, 여자아이에겐 재미있고 흥미롭지요.

　머리카락에는 이런 힘도 있습니다. 어른들도 완벽하게 머리를 자르고 나면 10년쯤 어려 보이거나 10kg쯤 날씬해 보인다는 걸 떠올려 보세요. 이런 느낌을 받는 데는 나이가 몇 살이냐 하는 건 상관없어요. 잘 어울리는 헤어스타일을 하면 자신감이 생깁니다. 하지만 두상이나 머리카락은 사람마다 제각각입니다. 아이의 머리카락은 엄마나 형제자매들의 머리카락과 완전히 다른 유형일 수 있습니다. 우리 딸아이가 유일무이하고 특별한 존재이듯, 머리카락도 그렇습니다. 즉, 우리 딸의 머리카락을 예쁘고 건강하게 유지하려면, 우선 머리카락에 대해 속속들이 이해해야 합니다.

머리카락이란 무엇이고 어디에서 나는가?

머리카락 한 가닥 한 가닥은 모낭에서 생성됩니다. 모낭이란 피부 표면 바로 아래에 있는 조그만 기관입니다. 각각의 모낭마다 피가 공급되는 기관과 신경종말(그래서 누가 머리를 잡아당기면 아파요!)이 따로 있습니다. 모낭이 감싸고 있는 머리카락의 일부를 모근이라고 합니다. 모근의 맨 아래쪽에는 털망울이 있는데, 영양분을 공급받아서 새로운 세포를 생성하는 일을 합니다. 머리통 바깥으로 솟아나온 부분을 털줄기라고 부르는데, 사실 죽은 조직 세포입니다. 손톱, 발톱, 피부 맨 바깥쪽에 위치한 층도 마찬가지이지요. 털줄기에는 신경종말이 없어서, 머리카락을 자르더라도 통증이 느껴지지 않습니다.

머리카락의 털줄기는 보통 세 가지 층으로 이루어져 있습니다.

모표피(큐티클)는 외피, 즉 머리카락의 '피부'입니다. 물고기의 '비늘'처럼 생긴 껍질이 서로 겹쳐져서 모피질을 보호합니다. 이 얇은 무색의 층 덕분에 머리카락이 윤기 나고 반짝반짝해 보입니다.

모피질은 중간에 자리 잡은 층입니다. 머리카락의 구조를 결정하는 단백질 사슬이 바로 여기에 있고, 이 단백질이 모질 또한 결정합니다. 모피질은 부드러운 단백질로 구성되어 있기 때문에 머리카락은 구부러지고 늘어나기도 하는 등 탄력이 있습니다. 단백질이 부드러울수록 머리카락을 스타일링하거나 다루기가 쉽습니다. 또한 염색, 파마를 하거나 머리를 펼 때 화학물질이 영향을 미치는 곳도 바로 이 층입니다.

모수질은 털줄기의 중심을 이루는 부분입니다. 하지만 누구나 머리카락의 중심에 모수질이 있는 건 아닙니다. 굵고 고불고불한 머리카락에는 모수질이 있는 경우가 많지만, 머리카락이 가늘거나 금발이라면 없는 경우가 많습니다. 모수질은 '케라틴'이라고 하는 단백질을 함유한 둥글고 큼직한 세포가 느슨하게 서로 연결된 모양으로 이루어져 있습니다. 하지만 모수질이 어떤 역할을 하는지는 전문가들도 아직 밝혀내지 못했습니다.

이건 다 유전자 때문!

우리 딸은 아무 이유 없이 이런 머릿결을 타고난 게 아닙니다. 다 유전이지요. 머릿결(머리가 고불고불한 정도)은 조상 대대로 전해지는 유전 형질입니다. 눈의 홍채 색깔과 마찬가지이지요. 엄마는 나무 막대기처럼 곧은 머리카락인데 아이는 라면 면발 같은 곱슬머리라면, 이 형질은 조상이 물려준 염색체 어딘가에 있었던 거랍니다. 유전자는 또한 머리카락의 색을 결정하고, 언제 머리가 하얗게 셀지 혹은 세지 않을지도 결정합니다. 피부 속에서 만들어져 머리카락의 색과 피부색을 결정하는 색소가 멜라닌입니다. 멜라닌에는 두 종류가 있는데, 검거나 구릿빛 피부와 머리색을 만드는 색소인 유멜라닌과 붉거나 연한 피부와 머리색을 만드는 색소인 페오멜라닌입니다. 이 두 멜라닌의 비율이 어떻게 되느냐에 따라 머리색이 달라집니다.

진한 갈색이나 검은 머리 : 유멜라닌이 대부분이고 페오멜라닌은 거의 없음
갈색 머리 : 유멜라닌이 많고 페오멜라닌이 적음
붉은 머리 : 유멜라닌이 적고 페오멜라닌이 많음
금발 : 유멜라닌은 거의 없고 페오멜라닌이 대부분

머리카락에 대한 흥미로운 사실!

- 모발의 약 91%가 단백질로 이루어져 있습니다.
- 우리 몸에는 100만 개도 넘는 모낭에서 모발이 자라고 있지만, 그중 단 10%만 두피에 위치합니다.
- 사람 머리에 있는 모발의 가닥수가 모두 같은 것은 아닙니다. 머리 색에 따라 다릅니다. 갈색 머리는 약 100,000개, 붉은 머리는 약 85,000개, 금발은 약 140,000개!
- 각각의 모낭에는 조그만 근육이 붙어 있습니다. 이 근육은 체온이 내려가거나 겁에 질렸을 때 피부를 따뜻하게 보호하기 위해 수축해서 모발을 곤두세웁니다. 이것을 털세움(입모)이라고 하는데, 사람들은 흔히 '닭살'이 돋았다고 하지요.
- 머리카락이 길수록 머리카락 끝부분의 나이는 많아집니다.
- 여자아이의 모발이 남자아이 것보다 느리게 자랍니다.

> **Dear 코지**
> 여덟 살 먹은 우리 딸의 머리카락은 자라는 속도가 아주 느려요. 머리카락을 잘라 주면 더 굵게, 더 빨리 자란다는 게 사실인가요?
>
> 머리카락을 잘라 주면 더 굵고, 더 빠르게 자란다는 사실이 과학적으로 증명된 적은 없습니다. 하지만 제 경험에 의해 말씀드리자면, 머리를 자르면 머리가 더 굵고 빨리 자라는 것처럼 느껴지는 것 같아요. 제 이론은 이래요. 들쭉날쭉한 머리끝을 다듬는다거나 깨끗이 정리해서 머리 모양과 스타일을 잡아 주었기 때문에 머리카락이 굵어 보이게 되고, 또 머리가 자라서 머리끝이 지저분해지면 길었다는 사실을 알아채게 되기 때문이라는 거죠.

머리카락의 생장 단계

아기들의 머리카락이 자라는 패턴은 제각각입니다. 신생아들은 태어난 지 6개월 이내에 머리카락이 전부 빠지는 일이 많아요. 그랬다가 전혀 다른 색과 결로 금방 다시 자라는 일도 있어요. 하지만 어떤 아기들은 머리카락이 다시 나기까지 오래 걸립니다. 아이가 자라면서 머리카락은 계속 변하고 점점 굵어져서 10대 후반이나 20대 초반에 가장 풍성해집니다.

두피에 있는 모낭은 매달 1~2.5cm의 머리카락을 만들어 내고, 1년이면 약 12~15cm가 자랍니다. 모낭은 시간이 흐르면서 일정하게 성장했다가 휴지했다가 하는 순환기를 가지고 있습니다. 평균적인 머리카락 생장 순환기는 2~7년 정도로, 성장기, 퇴행기, 휴지기라고 하는 세 가지 단계를 거칩니다. 첫 번째인 성장기에는 털망울 안에서 새로운 세포가 생성됩니다. 두피에 있는 모발의 80~90%는 지금 성장기라 할 수 있습니다. 머리카락마다 성장기의 어느 단계인지는 조금씩 다르겠지만요. 다음 단계인 퇴행기에는, 털망울 안에서 세포 분열이 더 이상 이루어지지 않기 때문에 머리카락도 자라기를 멈춥니다. 세 번째 단계인 휴지기에는, 새로운 머리카락이 바로 그 모낭 안에서 자라기 시작하면서 이전의 머리카락이 빠질 때까지 밀어냅니다. 대부분의 사람들은 하루에 머리카락이 100~200가닥가량 빠집니다.

우리 아이가 얼마나 머리카락을 길게 기를 수 있느냐 하는 문제 또한 유전자에 달려 있습니다. 길게 기르려면 머리카락이 아주 긴 순환기를 거쳐야 합니다. 여러 해가 필요하지요. 어떤 여자아이들은 라푼젤처럼 머리를 길게 기를 수 있지만, 어떤 아이들은 모발 생장 순환기가 짧기 때문에 어깨 길이를 넘기는 것도 어렵습니다.

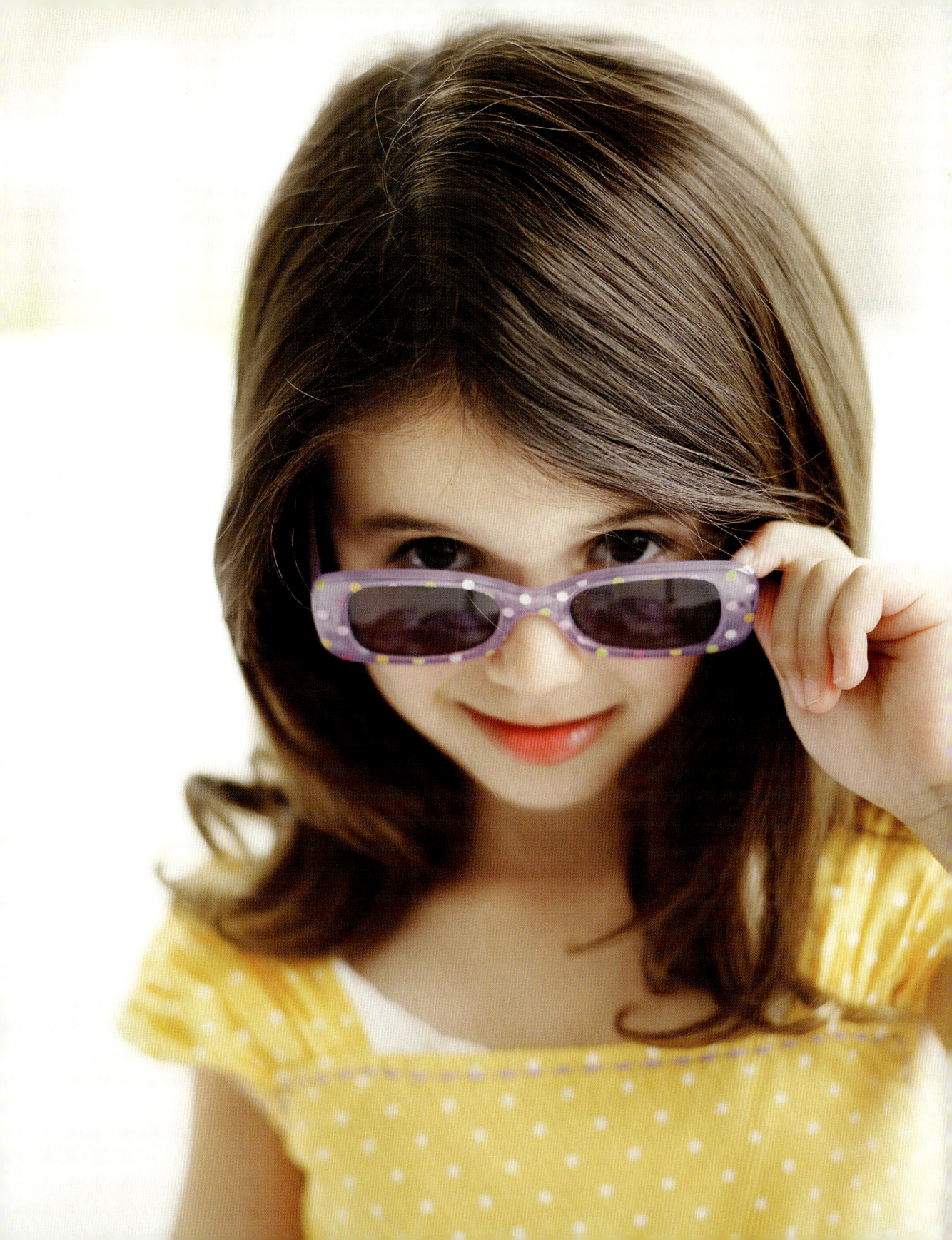

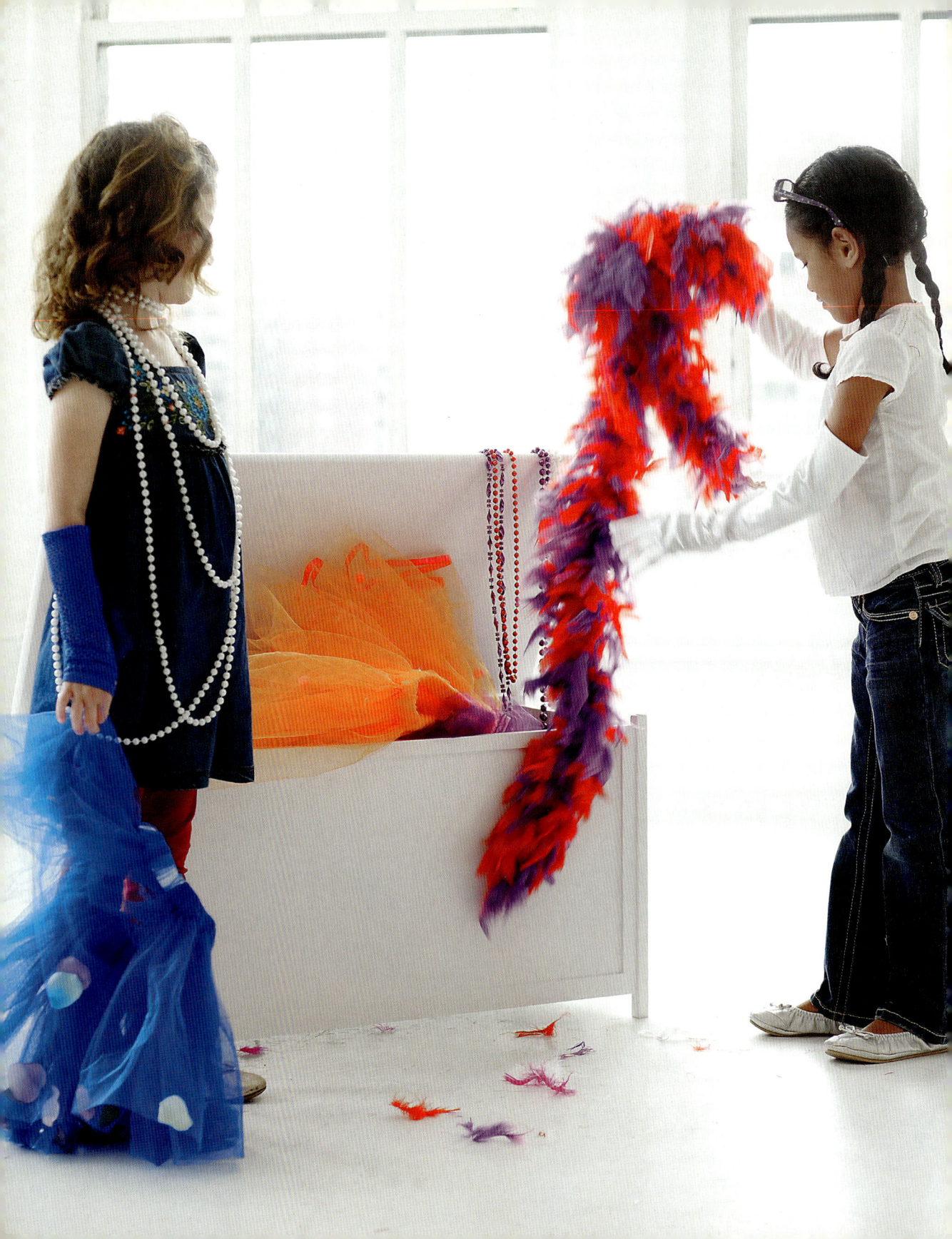

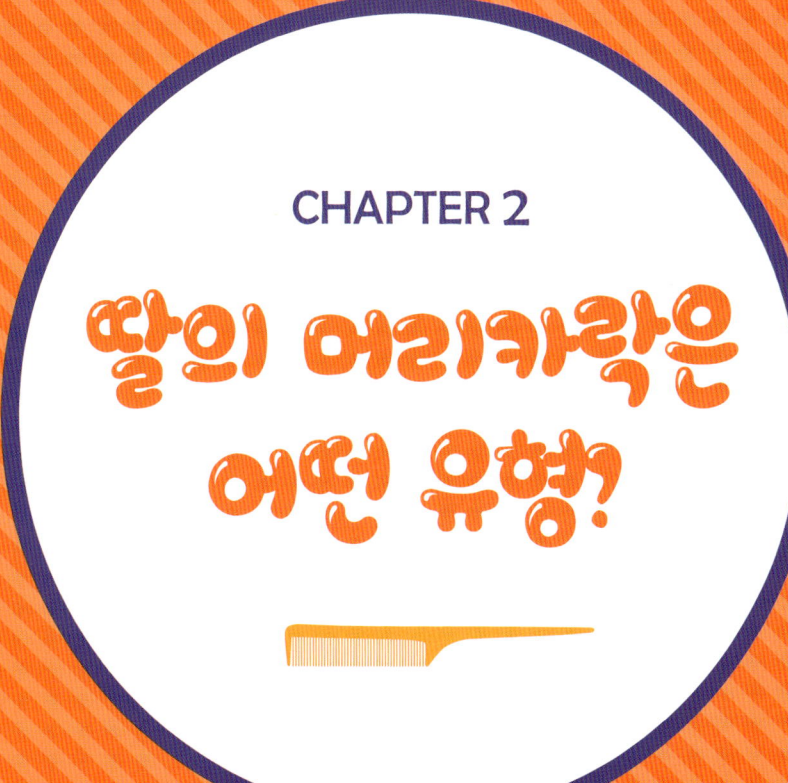

CHAPTER 2

딸의 머리카락은 어떤 유형?

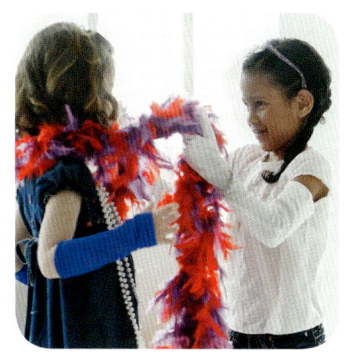

내 아이에 대해서라면 아주 잘 안다고 생각하지 않으세요? 그렇죠? 우리 딸은 브로콜리를 싫어하고 발레를 좋아한다거나, 초콜릿 칩 쿠키라면 사족을 못 쓰는 축구광이라거나. 하지만 딸아이의 머리카락에 대해서는 얼마나 알고 계세요? 심한 곱슬머리인가요, 살짝 곱슬곱슬한 정도인가요? 굵은가요, 아니면 보통인가요? 지성인가요, 건성인가요, 아니면 그 중간쯤인가요? 모발의 유형은 다음의 세 가지 측면을 따져 보면 알 수 있습니다. 머릿결, 머리숱과 굵기, 그리고 모발 상태. 우리 딸의 모발은 각각의 범주에서 어디에 속하는지 알아 두세요. 머리 길이도 고려해야 합니다. 그러고 나면 정확히 어떤 제품을 쓰고 어떤 스타일을 해야 가장 잘 맞는지 알게 될 거예요.

   이 책에 나오는 모든 헤어스타일에는 다음과 같이 머리 길이(짧은 머리, 중간 머리, 긴 머리)와 머릿결(생머리, 반 곱슬머리, 심한 곱슬머리)을 상징하는 기호가 붙어 있습니다. 커다랗고 하얀 동그라미로 표시된 것이 각각의 스타일에 가장 잘 맞는 모발 유형입니다. 일단 아이의 머리가 어떤 유형인지 파악하고 나면, 이 기호를 사용해서 이 책에 실린 스타일 중 어떤 것이 가장 잘 맞을지 알 수 있을 거예요.

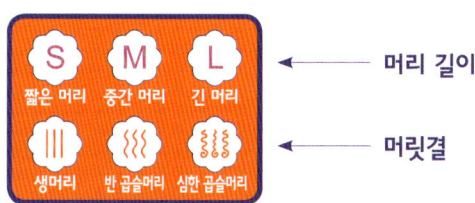

생머리, 반 곱슬머리, 심한 곱슬머리

왜 어떤 사람은 생머리이고 어떤 사람은 곱슬머리인지 궁금해 해 본 적 있으세요? 그건 복잡한 문제라서 연구자들조차 어떻다는 결론을 내지 못하고 있습니다. 어떤 사람들은 모낭에서 머리카락이 나오는 구멍의 형태에 따라 정해진다고 해요. 곱슬머리인 사람들은 모낭이 약간 찌그러진 동그라미 모양이고, 반 곱슬머리인 사람들은 타원형이고, 생머리인 사람들은 동그라미 모양이라는 거죠. 어떤 전문가들은 머릿결이 모낭 안 털망울의 위치에 따라 달라진다고 합니다. 곱슬머리인 사람들은 털망울에서 털줄기가 자라날 때 끝이 구부러져 있어서 비스듬하게 자라는 반면, 생머리인 사람들은 털줄기가 똑바로 자라기 때문이라는 겁니다. 마지막으로 어떤 모발 전문가들은 단백질끼리 화학 결합을 할 때 곱슬곱슬한 정도가 결정된다는 이론을 이야기합니다. 자연적으로 일어나는 결합이 더 많을수록 머리가 더 곱슬곱슬해진다는 이야기입니다(반대로 결합이 적게 일어날수록 생머리). 이 책의 9장에서 생머리와 곱슬머리 관리법에 대해 자세히 다루었으니, 이번 장에서는 일단 기본적인 것부터 이야기해 보겠습니다.

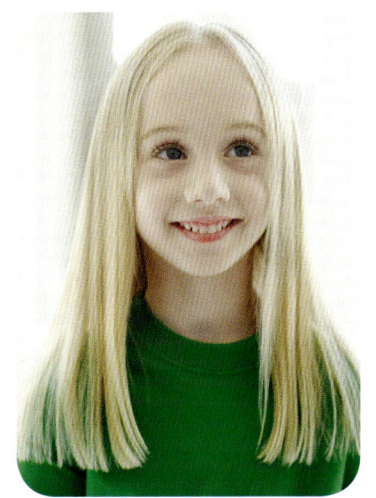
생머리

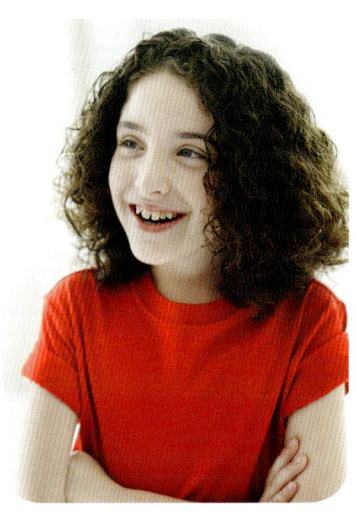
심한 곱슬머리

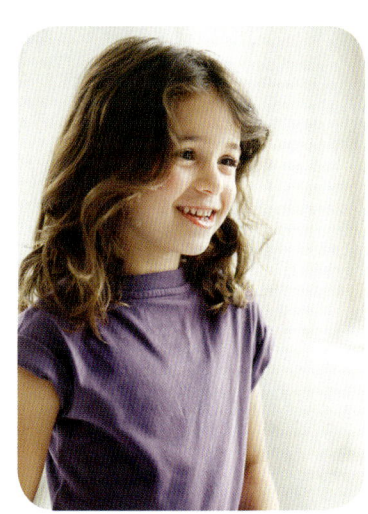
반 곱슬머리

생머리 아마 이 책을 읽는 생머리인 엄마와 딸은 머리가 잘 엉키지 않고, 곱슬머리보다 윤기가 흐르기 때문에 생머리라는 사실을 만족스러워할 것 같습니다. 곧은 생머리에 불리한 점이 한 가지 있다면 쫙 펴진 것 이외의 방식으로 스타일링하기가 어렵다는 점입니다. 아주 곧은 머리카락에 질감과 웨이브를 더하고 싶다면 제품, 도구, 그리고 인내심이 필요합니다.

어떻게 손질해야 할까?
- 볼륨 강화 샴푸를 쓰면(62쪽을 보세요) 착 가라앉은 머리카락에 풍성함을 더할 수 있습니다.
- 젤, 무스, 헤어스프레이 같은 스타일링 제품이 헤어스타일을 지탱하고 유지하는 데 도움이 됩니다. 고데기나 헤어드라이기를 써서 풍성하게 만들고 싶더라도 될 수 있으면 쓰지 않도록 하세요. 머리에 손상을 입힐 뿐 아니라, 생머리인 사람은 머리끝이 갈라지는 일이 많습니다.
- 층을 내거나 숱을 살짝 쳐서 머리를 자르면 생머리라도 풍성해 보일 수 있습니다.

심한 곱슬머리 곱슬머리인 사람은 탄력 있고 생기 있으며, 풍성함 면에서 부족하지 않은 머릿결을 가졌기에 운이 좋습니다. 컬의 정도나 모양은 다 달라서, 굵은 웨이브도 있고 지그재그 모양도 있고, 꼬불꼬불하기도 합니다. 곱슬머리는 머리카락이 굵고 숱이 많기도 하지만, 가늘고 숱이 적을 수도 있습니다. 하지만 어떻든 간에 수분을 공급하고 컬의 탄력을 살릴 수 있는 제품을 사용해야 합니다. 공기 중의 수분이 컬을 늘어지게 해서 컬의 모양이 흐트러지고 뻗칠 수 있기 때문이지요.

어떻게 손질해야 할까?
- 매일 샴푸로 머리를 감으면 머리에서 자연스럽게 생산되어 컬을 건강하게 유지해 주는 기름기가 다 씻겨 나갑니다. 그러니 일주일에 세 번 정도 머리를 감긴다고 생각하세요. 또 컬을 탄력 있게 만들고, 보습과 머리 뻗침을 방지하는 기능이 있는 샴푸와 컨디셔너를 사용하세요. 곱슬머리 전용 브랜드를 찾아보는 것도 좋습니다.
- 곱슬머리를 감은 후에 브러시로 빗어야 하는지 빗으로 빗어야 하는지에 대해서는 논란이 좀 있습니다. 대부분의 스타일리스트들은 브러시로 빗는 것을 권장하지 않으며, 머리가 젖었을 때는 빗살이 드문드문 있는 굵은 빗으로 머리를 빗는 것을 추천합니다. 특히 아이의 머리카락이 굵고 숱이 많으며 다루기 힘든 곱슬머리일 경우에는요. 빗으로 빗고도 정돈이 안 되면 손가락을 넣어서 매만져 주세요.

- 곱슬머리 커트를 잘하는 스타일리스트를 찾으세요. 전체적으로 붕 뜨지 않고 부드럽고 자연스럽게 잘라 줄 수 있는 사람 말이죠. 다 잘하는 게 아니랍니다.

반 곱슬머리 양쪽의 장점을 가진 최고의 유형입니다! 생머리와 심한 곱슬머리 사이의 부드럽고 자연스러운 구불구불한 컬을 갖고 있기 때문에, 하고 싶은 스타일에 따라 곧게 펴거나 더 말아서 자유자재로 다룰 수 있지요. 하지만 반 곱슬머리라고 해서 다 같지는 않습니다. 가늘고 숱이 없을 수도, 굵고 숱이 많을 수도, 중간일 수도 있어요. 그러니 샴푸나 다른 제품을 고를 때 아이의 머리숱에 맞는 것으로 고르세요. 가늘고 숱이 적다면 컬이 죽지 않도록 가벼운 제품을 고르면 됩니다. 반 곱슬머리도 심한 곱슬머리처럼 쉽게 뻗칠 수 있기 때문에 컬을 유지하려면 알맞은 제품이나 도구를 이용해 매만질 필요가 있습니다.

어떻게 손질해야 할까?

- 윤기를 더해 주는 샴푸와 컨디셔너를 쓰면 도움이 됩니다. 머리에 촉촉함을 유지시키고 부드러움과 윤기를 더하면서도 숨을 죽이지 않는 제품으로요.
- 자연 건조했을 때 머리가 뻗치지 않게 하려면, 얇고 부드러운 수건으로 톡톡 두드려 말리세요. 자다 일어난 것처럼 자연스럽게 흐트러진 머리가 됩니다.
- 머리가 엉키면 빗살의 간격이 넓은 빗으로 빗으세요. 브러시로 너무 많이 빗지 않도록 주의하고 (브러시질을 많이 할수록 잔머리가 뻗칩니다), 젤이나 스타일링 크림을 이용해 손가락을 돌려 가면서 매끈하게 모양을 잡아 주세요.
- 머리 길이가 중요합니다. 너무 짧게 자르면 곱슬곱슬한 컬도 잘려 나가고 잔머리만 뻗치게 되고, 너무 길게 기르면 머리의 무게 때문에 컬이 잘 살아나지 못합니다. 그 중간 어디쯤, 층을 낸 머리가 이상적입니다.

조금 특별한 모발 유형

머리카락은 어느 것이나 단백질로 이루어져 있습니다. 그렇다면 머릿결이 달라 보이고, 다루는 방법도 다른 이유는 무엇일까요? 모낭의 모양이나 내부 구조가 다른 것이 색다른 모발 유형을 만드는 원인입니다.

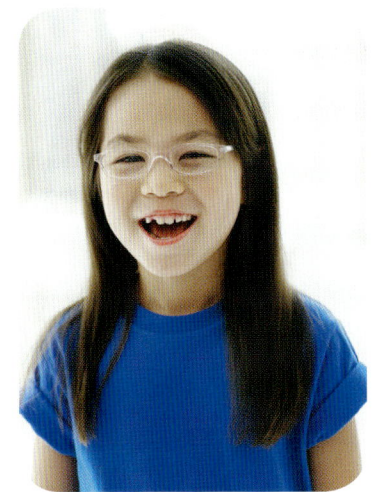
아시아인의 모발

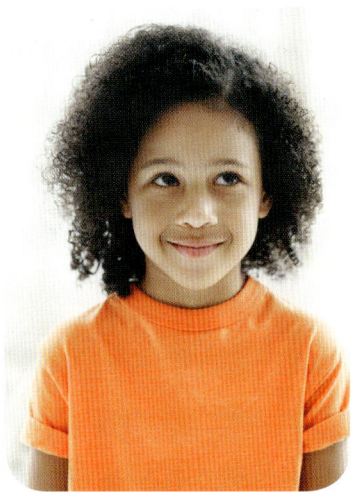
아프리카계 미국인의 모발

아시아인의 모발 코카서스인(백인)의 모발에 비해 큐티클 층이 더 두껍습니다. 코카서스인은 5개 층인데 반해, 아시아인은 10개 층에 가깝지요. 모발이 곧고 무거운 경향이 있고, 큐티클의 비늘도 더 넓고, 두껍고, 촘촘히 짜여 있습니다. 머리에 멋진 윤기가 흐르는 것은 이 때문입니다. 모발을 강하게 유지시켜 주기도 하지요. 하지만 이런 모발을 스타일링하는 데는 힘이 좀 들 수도 있습니다.

어떻게 손질해야 할까?
- 큐티클 층에 분포한 단단한 단백질을 부드럽게 만들어 유연성과 탄력을 주기 위해 보습 기능이 있는 제품이 필요합니다.
- 머리는 이틀에 한 번씩은 감아야 합니다. 헤어 제품이나 매일 쌓이는 먼지와 이물질이 두터운 큐티클 층에 잘 쌓이기 때문입니다.

- 아시아인의 모발은 잘 구부러지거나 늘어나지 않는 경향이 강합니다. 그러니 웨이브를 주고 싶다면, 모양을 유지하기 위해 고데기나 전기 헤어롤 같은 스타일링 도구의 도움이 필요합니다. 이 경우에도 약하게 하세요. 열을 가해 쓰는 스타일링 도구를 일주일에 한 번 이상은 쓰지 않도록 하세요. 머리카락이 손상될 수 있습니다.
- 머리핀을 쓸 때는, 자동핀이나 단단히 고정되는 것(고무가 대어져 있거나 이빨이 꽉 물리는 것)으로 고르세요. 머릿결이 부드럽기 때문에, 보통 핀은 흘러내리는 경향이 있습니다.
- 아시아인의 모발은 착 달라붙어 좀처럼 뜨지 않습니다. 백 코밍(머리카락을 두피 쪽으로 여러 번 빗어서 엉키게 만들어 볼륨이 살아나게 하는 빗질)을 하면 머리 꼭대기에 볼륨이 살아납니다. 머리를 뒤로 묶을 때는 옆머리에 백 코밍을 해도 좋습니다. 머리가 진짜로 엉키는 것을 막기 위해서는 뿌리 부분에 볼류마이징 크림을 살짝 바르세요.

아프리카계 미국인의 모발 모표피보다는 모피질이 발달한 경향이 있고, 부드러운 단백질로 이루어져 있어서 스타일링하기도 쉽고 컬을 말기도 쉽습니다. 하지만 손상되기 쉬운 경향도 있어서, 올바른 기술을 알지 못하면 손질하고 유지하기가 어렵습니다. 그렇긴 해도, 창조적인 스타일링을 할 수 있는 가능성이 아주 많습니다! 트위스트, 땋기, 용수철 모양으로 머리 꼬기(Coiled Hair) 등 가능성은 무제한! 조금 더 신경 써서 돌보기만 하면 매일 아름다운 머리 모양을 유지할 수 있습니다.

어떻게 손질해야 할까?
- 보습이 잘되는 제품, 특히 아프리카계 미국인을 위해 개발된 제품을 쓰면 모양을 잡거나 스타일링하기 쉬워집니다. 한 달에 한 번, 집중적인 트리트먼트를 해 주면 촉촉함을 유지하는 데 좋습니다.
- 일주일에 두 번 이내로만 머리를 감는 것이 좋습니다. 샴푸는 두피에서 자연적으로 나오는 기름기를 제거해 버립니다. 이 기름기는 윤기와 탄력을 유지하기 위해 필요한 촉촉함을 공급합니다. 보습이 잘되는 샴푸를 쓰고, 최대한 부드럽게 감기세요. 머리카락은 젖었을 때 가장 손상되기 쉽습니다.
- 머리를 말릴 때는 수건으로 비비지 말고, 톡톡 두드려 가며 말리세요. 수건으로 비비면 큐티클(모표피)층이 벗겨지거나 긁히기 때문에 머리카락이 손상됩니다. 빗살의 간격이 넓은 빗을 쓰고, 머리끝부터 빗질하세요. 스타일링할 때 브러시는 쓰지 않도록 하세요. 머리가 부스스해집니다.
- 드라이를 하거나 다른 열기구를 쓸 때는, 항상 수분 공급이 되는 스타일링 제품과 씻어 내지 않아도 되는 컨디셔너를 사용하세요.

- 포니테일(하나로 높이 올려 묶은 스타일)을 하거나, 땋기 위해서 머리를 뒤로 당겨 묶을 때는 너무 세게 당겨 묶지 마세요. 헤어라인에 탈모 현상이 생길 수 있습니다.
- 곱슬머리용 스트레이트 제품은 아이들 머리에는 권장하지 않습니다. 두피에 강한 자극을 주기 때문입니다. 전문가들은 아이가 10대가 되었을 때까지는 기다렸다 사용하라고 권합니다. 하지만 쓰고 싶다면, 최대한 순한 제품을 찾아서 쓰고 전문가에게 시술을 부탁하세요. 어떤 사람들은 디탱글링 크림(모발이 엉키지 않도록 하는 헤어 에센스)을 발라 매직기로 펴기도 합니다. 그렇게 하면 효과가 있는 데다 섬세한 머리카락에는 자극이 덜합니다. 하지만 오래 가지는 않아요.
- 어떤 모발 유형이나 마찬가지지만, 각자의 특별한 요구사항을 충족시켜 줄 수 있는 경험 많은 스타일리스트를 찾는 게 중요합니다. 아프리카계 미국인을 전문으로 하는 사람을 찾으세요.

머리숱

아이의 머리숱이 어느 정도인지 알아보려면 머리카락을 전부 뒤로 묶어 포니테일을 해 보는 것이 가장 간단합니다. 머리를 묶은 부분의 지름이 2cm 이하로 가늘다면 숱이 적고, 지름이 약 3cm, 혹은 그 이상이라면 숱이 많은 머리입니다. 또 다른 측정법도 있습니다. 아이의 머리카락이 젖었을 때 두피가 보이나요? 만약에 보인다면 숱이 적을 가능성이 큽니다. 젖은 머리카락 사이로 두피가 전혀 보이지 않는다면 숱이 많고요. 이도 저도 아니라면, 아마 중간 정도 되는 머리숱입니다. 가장 일반적이지요.

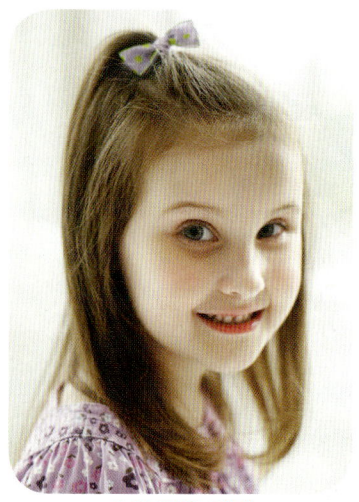 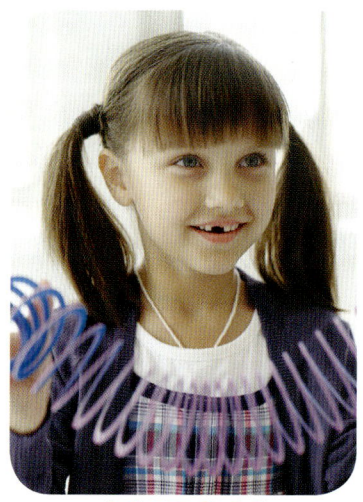 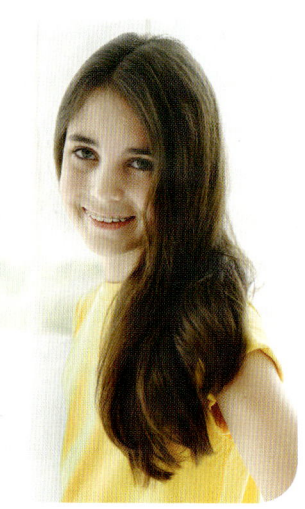

숱이 적은 머리   **숱이 보통인 머리**   **숱이 많은 머리**

숱이 적은 머리 큐티클 층이 더 두꺼운 경우가 많습니다. 단단한 단백질 덕분에 머리가 윤기 나고 매끄러워 보이지만, 스타일링하기가 어렵다는 단점도 있습니다. 주의할 점은, 이런 모발을 잘 다루기 위해서 부모님들이 헤어 제품을 지나치게 많이 사용하는 경향이 있습니다. 그러면 머리카락이 무거워져서 착 달라붙게 되니까 주의하세요!

어떻게 손질해야 할까?

- 자극이 강하지 않은 샴푸와 가벼운 컨디셔너(머리끝에만)를 쓰는 게 중요합니다. 머리를 감을 때는 손가락 끝의 부드러운 부분으로 두피를 문질러 주세요. 두피에서 나오는 기름기는 숱 적은 머리를 빨리 '떡지게' 만들기 때문에, 이런 유형의 모발은 머리를 자주 감아야 할지도 모릅니다. 컨디셔너는 필요에 따라 쓰는데, 머리가 착 달라붙는 것을 막기 위해 이틀에 한 번, 또는 일주일에 한 번 정도가 좋습니다.
- 스타일링 제품은 오일이나 크림 제형으로 된 것보다는 액체로 된 것(스프레이)만 쓰세요. 드라이를 하기 전에 뿌리 부분에 스타일링 스프레이를 뿌리고, 머리를 풍성하게 만들려면 머리를 숙여서 머리카락을 뒤집은 채 드라이하세요. 필요하다면 헤어스프레이를 조금 뿌려서 고정해도 괜찮아요.
- 머리숱이 풍성해 보이는 가장 알맞은 커트 스타일은 층을 내지 않은 짧은 일자머리입니다.

숱이 보통인 머리

여기 속하는 사람이 대부분입니다. 숱이 적지도 많지도 않아 적당하고 풍성하며 스타일이 잘 유지됩니다. 굵고 숱 많은 머리보다 부드럽고 유연하며, 가늘고 숱 적은 머리보다 풍성하고 다루기가 쉽습니다.

어떻게 손질해야 할까?

- 숱이 보통인 머리는 정기적으로 머리를 감으면 되고, 다양한 제품을 써서 스타일링할 수 있습니다.
- 컬도 잘 유지되는 편입니다. 열을 가하는 도구를 쓸 때는 스타일링 제품을 미리 발라서 보호막을 만들어 주세요. 잘 고정시키고 싶으면 무거운 크림 제품을, 살짝 고정시키고 보호막을 형성하는 정도로만 하고 싶으면 가벼운 액체 제품을 고릅니다.
- 머리를 건강하게 유지하기 위해 한 달에 한 번, 집중적인 트리트먼트를 해 주세요.
- 이런 유형의 모발에는 대부분의 커트 스타일이 다양하게 어울립니다.

숱이 많은 머리

튼튼한 데다 풍성하기까지! 머리카락이 많아 보이는데, 실제로도 많습니다. 약 9만 개의 가닥이 있는 숱이 적은 머리에 비해, 숱이 많은 머리에는 약 15만 개의 가닥이 있으니까요. 숱이 많기 때문에 부모님들은 이런 유형의 모발을 다루기 힘들어 하는 경우가 많습니다. 또 머리가 너무 풍성해서 아이 얼굴이 돋보이지 않기도 합니다. 특히 반 곱슬머리이거나 심한 곱슬머리일 경우에요. 그러니 머리를 길들이기 위해 제품이나 도구 쓰기를 두려워하지 마세요.

어떻게 손질해야 할까?

- 숱 많은 머리에는 보습 기능이 있는 샴푸와 컨디셔너가 필요합니다. 이런 제품의 묵직함이 머리카락을 차분하게 눕혀 줍니다. 머리는 이틀에 한 번 감고 매번 컨디셔너를 사용하세요. 두피에서 나오는 피지는 머리를 촉촉하게 유지해 주지만, 머리숱이 많으면 이 오일이 제 기능을 하기까지 오래 걸립니다. 그러니 자주 컨디셔너를 쓰는 것이 좋습니다.
- 한 달에 한두 번 집중적인 트리트먼트를 해 주세요.
- 윤기를 더해 주는 세럼이나 스프레이 같은 오일 형태의 제품이 숱 많은 머리를 정돈하는 데 좋습니다. 머리가 부스스해지거나 잔머리가 올라오는 것을 막아 줍니다.
- 드라이를 할 때는 드라이기의 노즐을 아래쪽으로 향해서 큐티클 층을 눌러줄 수 있게 하세요. 부스스해진 머리를 매끄럽게 다듬는 것을 도와줍니다.
- 정기적으로(4~6주에 한 번) 커트를 해 주는 것이 관건입니다. 숱을 쳐내는 것은 머리 모양을 유지하는 데 도움이 됩니다.

모발 상태

모발이 건조하거나 기름지게 되는 원인은 무엇일까요? 각각의 모낭은 피지를 두피로 분비하는 '피지선'으로 둘러싸여 있습니다. 피지는 모발을 부드럽고 촉촉하게 유지시키지만, 더러운 물질이 잘 달라붙기도 합니다. 피지가 적당히 분비되면 건강한 두피를 유지하는 데 도움이 되지만, 가끔 피지선이 피지를 지나치게 많이 분비하면 머리가 떡지는 결과가 생깁니다. 반면 피지선에서 피지를 너무 적게 분비하면 머리카락이 건조해집니다. 피지량에 딱 맞는 샴푸와 컨디셔너를 쓰면 도움이 됩니다. 하지만 모발의 상태를 좌우하는 것은 피지량뿐만이 아닙니다. 햇빛, 소금기, 염소(Chlorine, 소독제나 표백제의 원료로 이용), 지나치게 잦은 스타일링 또한 모발을 건조하게 만듭니다. 환경이 모발에 끼치는 영향에 대해 더 알고 싶으면 68~69쪽을, 끝이 갈라지는 모발과의 전쟁에 대해 알고 싶을 때는 75쪽을 보세요.

지성 모발 두피 부분이 살짝 칙칙하고 깨끗하지 않게 보일 수 있습니다. 머리카락 사이로 손가락을 넣으면 약간 미끄럽게 느껴지고, 전체적으로 착 가라앉아서 머리를 감지 않은 것처럼 보입니다.

어떻게 손질해야 할까? 머리를 조금 더 자주, 적어도 이틀에 한 번은 자극이 강하지 않은 샴푸를 사용해서 감기세요. 두피 부분을 마사지하는 데 중점을 둡니다.

건성 모발 부스스하고 잔머리가 많아서 얼핏 짚더미 같아 보이기도 합니다. 두피 또한 건조하다면 아이에게 비듬이 생길 수도 있습니다(74쪽 참조).

어떻게 손질해야 할까? 일주일에 두 번 정도만 보습 샴푸를 이용해서 감기세요. 머리를 감는 게 아니라 그냥 헹구어 낸다고만 해도 늘 컨디셔너를 사용하세요. 모발이 심하게 건조하다면 씻어 내지 않아도 되는 컨디셔너를 사용해도 좋습니다. 알코올이 함유된 제품은 피하세요. 모발을 더 건조하게 만들 수 있습니다.

복합성 모발 하루의 끝이 다가올수록 아이의 머리 뿌리부터 기름이 도는 것이 보이지만 끝은 여전히 건조하다면 이 모발 유형입니다.

어떻게 손질해야 할까? 이틀에 한 번, 정상 모발용 샴푸를 이용해 머리를 감고 두피 부분을 신경 써서 감기세요. 컨디셔너는 모발 끝에만 사용하세요.

정상 모발 아이의 모발이 기름지지도 건조하지도 않다면 정말 운이 좋은 거예요! 그냥 청결을 유지하고, 트리트먼트로 모발을 보호하는 데만 신경 쓰세요.

어떻게 손질해야 할까? 일주일에 두세 번 자극이 강하지 않은 샴푸로 머리를 감기세요. 끝 부분에만 컨디셔너를 사용하고 머리가 엉키지 않게 하는 스프레이 제품을 사용하세요.

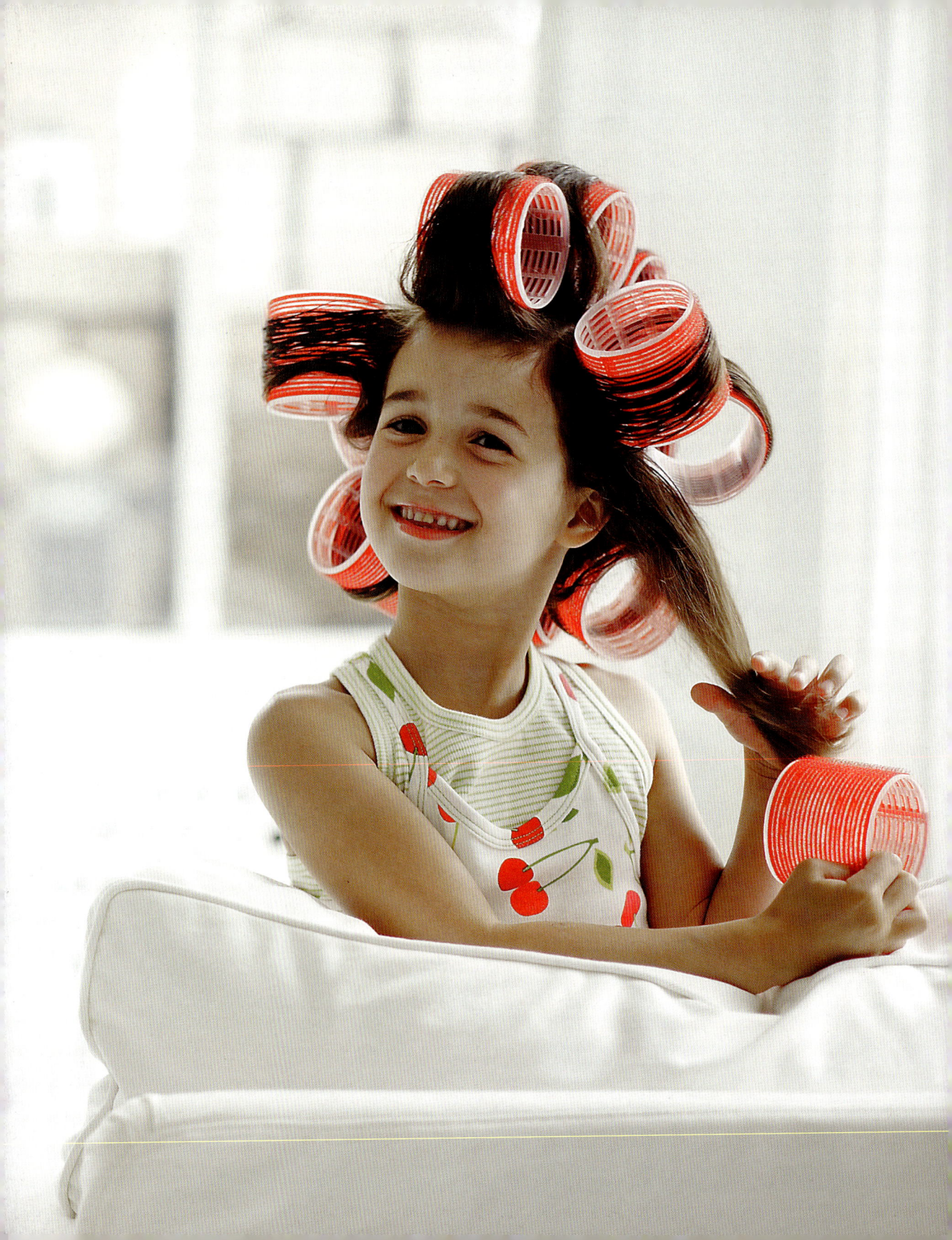

CHAPTER 3
헤어 도구의 모든 것

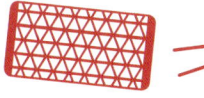

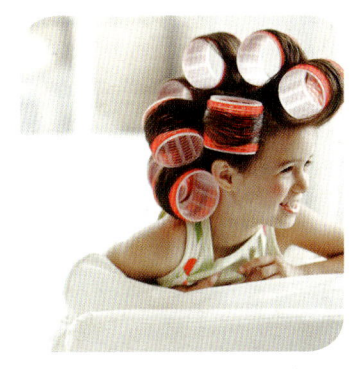

드러그 스토어나 미용 제품을 파는 가게의 판매대를 둘러보세요. 수많은 종류의 브러시, 빗, 헤어드라이기, 고데기가 놓여 있을 거예요. 그런데 뭘 사야 할까요? 필요한 건 뭘까요? 아무거나? 아니면 전부 다? 장바구니를 미친 듯이 채우기 전에, 가진 것이 적을수록 사실 더 많은 거라는 사실을 떠올리세요. 우리 아이는 아직 어리고, 머리를 지나치게 단장하는 일은 없어야겠지요. 스타일링을 너무 자주 하면, 머리가 빠지거나 손상될 수 있어요. 예쁘게 단장해 놓아도 어차피 오래 가지는 않고요. 또한, 아이의 머리에 드라이를 하거나 고데기로 말거나 매직기를 이용해 머리를 펴는 것은 가끔씩만 하는 게 좋습니다. 일주일에 한 번 이상은 금물이에요. 열은 머리를 너무 쉽게 손상시키기 때문이지요. 자연 건조시키는 것이 머리카락에 가장 좋습니다(추운 날은 제외). 그리고 부모님이 일상적으로 쓰기에는 엉킨 머리를 푸는 제품이나 머리띠 같은 것이 가장 간편하지요.

그렇긴 하지만 적어도 기본적인 것은 갖춰 두는 것이 좋습니다. 이 책의 9~13장에는 '준비물'이라는 소제목이 있습니다. 헤어스타일링에 어떤 도구나 액세서리가 필요한지 알려주는 부분입니다. 이제부터 각각의 헤어스타일링 도구에 어떤 기능이 있는지, 그리고 무엇을 우선으로 사야 하는지에 대해 간단히 알아보겠습니다.

헤어드라이기

헤어드라이기가 어떤 식으로 작동하는지 궁금해 해 본 적 없으세요? 가장 기본적인 형태의 드라이기는 단순히 전류가 흐르면 기기 내부에서 열을 발생시키는 금속 코일만으로 이루어져 있습니다. 전기 모터가 노즐을 통해 뜨거운 바람을 밖으로 내보내고요. 이런 기본 드라이기만으로도 단순히 원하는 목적은 이룰 수 있습니다. 말 그대로 젖은 머리카락에서 물기를 말리는 거죠. 하지만 머리카락 자체의 수분도 말려 버리기 때문에 머리가 부스스해지고 잔머리가 뜹니다. 다행히 더 좋은 기기들이 있습니다.

이오닉 헤어드라이기 전기 스토브든 헤어드라이기든 열을 내는 기구라면 열을 발생시키는 구조물에서 양성자 입자인 양이온이 발생합니다. 헤어드라이기에서 나오는 양이온은 털줄기 부분의 큐티클 층을 열어서 중요한 수분이 증발하게 만들어 버립니다. 그 결과로 모발이 쉽게 건조해집니다. 반대로 음이온은 반대의 결과를 가져옵니다. 모발의 큐티클 층을 꽉 닫아서 수분을 가두어 줍니다. 이오닉 헤어드라이기는 음이온만 생성하는 제품입니다. 이 음이온이 머리카락의 양이온과 결합해 윤기 나고 매끄럽고 찰랑이는 머릿결을 만듭니다. 또한 이오닉 제품은 보통 헤어드라이기에 비해 50%나 빠른 속도로 머리를 말려 줍니다. 열에 적게 노출될수록 머리 손상도 줄어들겠지요.

세라믹 헤어드라이기 세라믹 헤어드라이기 내부에서 열을 내는 코일은 금속이 아니라 세라믹으로 만들어진 것입니다. 세라믹은 금속과 달리 초전도체이기 때문에 고르게 열을 발생시킵니다. 따라서 머릿결이 손상될 정도로 뜨거워지는 않습니다. 이 제품 또한 음이온을 발생시키기 때문에 장점이 두 배이지요! 만약에 아이의 모발이 부스스하고 다루기 힘든 유형이라면 세라믹이나 토르말린 헤어드라이기(아래 참조)가 최선입니다. 머리를 펴서 매끄럽고 윤기 나게 만들어 주니까요. 이런 드라이기 제품은 가격이 다소 높지만, 값어치를 하는 편입니다. 모발 건강에도 좋고 스타일링하기도 더 좋지요.

토르말린 헤어드라이기 이 제품은 궁극의 헤어드라이기로 알려져 있습니다. 공업용 토르말린(전기석)이 코일에 들어 있고, 음이온을 다른 제품보다 더 많이(세라믹의 여섯 배) 발생시킨다고 합니다. 토르말린을 사용한 이오닉이나 세라믹 제품도 찾아볼 수 있습니다.

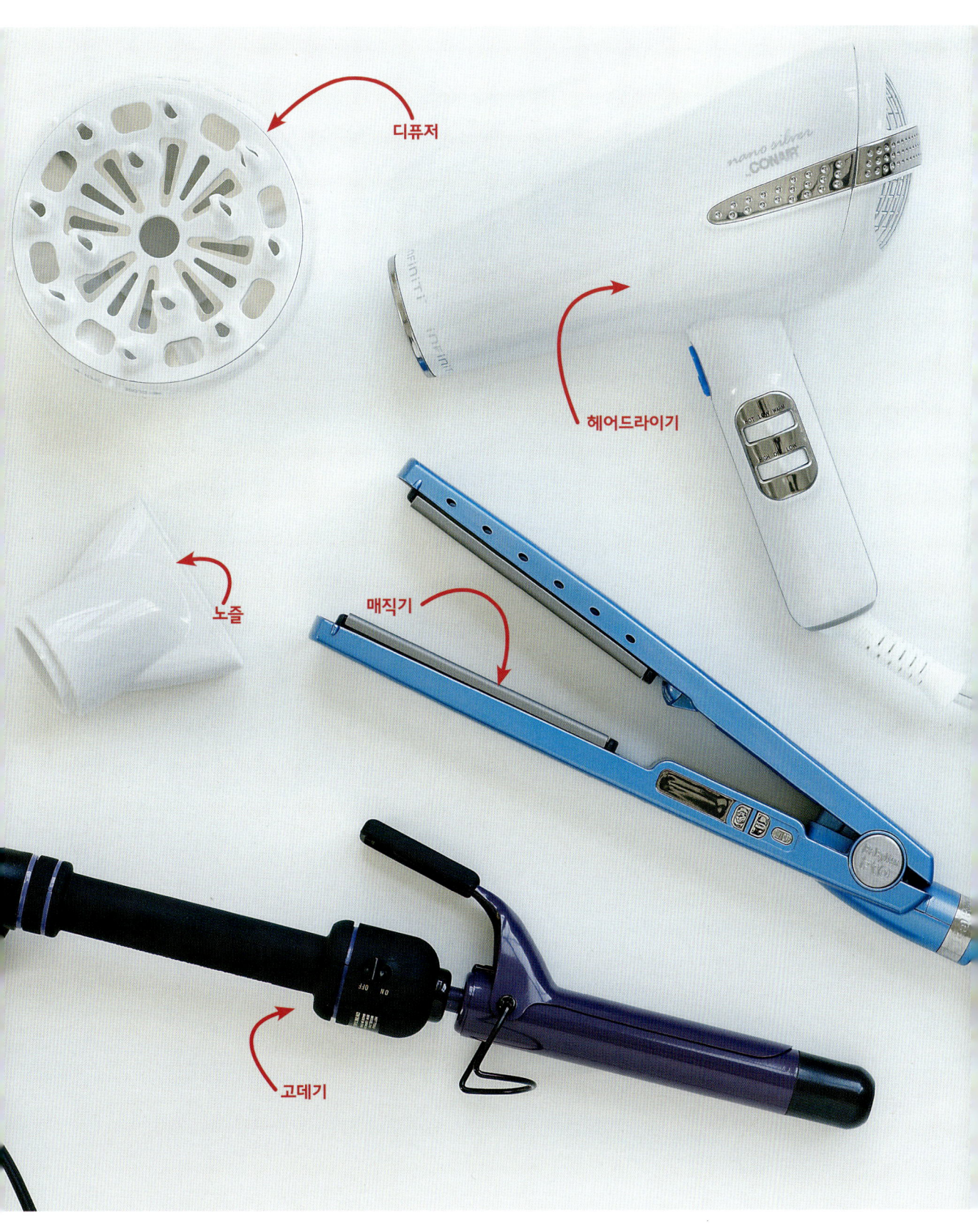

어떤 유형의 헤어드라이기를 살지 결정한 다음에 고려해야 할 부분이 몇 가지 더 있습니다. 바람의 세기와 뜨거움의 정도가 여러 단계로 나뉜 제품이 숱 적고 약한 모발을 가진 아이에게 최고입니다. 전력량이 높을수록, 바람의 세기와 가열도도 높아집니다. 드라이기의 전력량은 1,800W 정도를 추천합니다. 이 정도면 아이의 머리를 스타일링하는 데 충분합니다. 머리가 손상되는 것을 막으려면 바람을 약하게 하고 온도를 낮추면 됩니다. 보통 젖은 머리에 드라이를 시작할 때는 강풍에 높은 온도로 맞춰 물기를 말리고, 스타일링을 해 나가면서 강도와 온도를 낮추세요. 만약에 모발이 매우 건조하고 손상된 상태라면 드라이를 하는 내내 가장 낮은 단계로 맞추어서 사용합니다.

아이의 머리를 스타일링하는 것이 어렵다면(말아놓은 컬이 가만히 유지되지 않는다면), 드라이기에 있는 '쿨샷(찬바람)' 버튼을 사용하면 효과가 좋습니다. 머리에 열을 가하면 유연해져서 모양을 잡기가 쉽지만, 차가운 바람으로 재빨리(5초 정도) 식히면 스타일을 잡은 대로 굳어집니다.

헤어드라이기에 딸려 오는 부속품도 여러 가지가 있습니다. 반 곱슬머리나 심한 곱슬머리라면 '디퓨저'가 유용합니다. 디퓨저는 드라이기에서 나오는 공기를 넓게 퍼트려서 바람이 한 덩어리로 나오지 않게 해 줍니다. 어떤 디퓨저 제품은 끝에 빗살 같은 것이 달려 있어서 머리를 말리는 동안 머리카락을 위로 들어 올려 줍니다. 한편, 길쭉하고 뾰족한 형태의 노즐은 바람을 필요한 곳에 집중시켜 주기 때문에 어떤 유형의 모발이라도 머리를 펴는 데 유용합니다.

마지막으로, 꼭 해야 할 실용적인 고민이 있습니다. 가볍고 작은 드라이기는 브러시를 함께 사용해야 하거나, 아이가 가만히 있지 않고 이리저리 움직일 경우에 다루기 쉽습니다. 물론 여행할 때 가지고 다니기에도 편합니다. 만약에 아이의 머리가 길어서 말리는 데 10분씩 걸린다면 팔이 아플 테니 1kg 이하의 가벼운 제품을 사는 게 좋을 거예요. 어린 아이가 있는 집이라면, 아이가 전기 코드를 갖고 놀지 않도록 전기 코드를 드라이기 안에 집어넣을 수 있는 제품이 좋습니다. 또 어떤 제품은 벽에 걸 수 있어서 아이의 손에 아예 닿지 않게 보관할 수 있습니다. 또 일반 드라이기의 엄청난 소음을 무서워하는 아이에게 좋은 저소음 제품도 있지요.

헤어아이론

고데기 생머리를 가진 여자아이 대부분은 풍성한 곱슬머리를 갖고 싶어 합니다(우리는 모두 우리에게 없는 것을 원하니까요. 맞죠?). 알맞은 고데기를 고르면 그 소원을 이뤄 줄 수 있습니다. 고데기는 어떤 종류와 크기를 고르느냐에 따라 구불구불한 웨이브, 탄력 있는 컬, 꼬불꼬불한 곱슬머리를 연출할 수 있습니다. 헤어드라이기와 마찬가지로, 어떤 재질의 제품이냐에 따라 차이가 생깁니다.

대부분의 헤어아이론은 금속 위에 금, 티타늄, 세라믹, 혹은 토르말린으로 코팅이 되어 있습니다. 세라믹과 토르말린으로 코팅된 제품이 그중에서 최고입니다. 세라믹 이오닉 기술은, 같은 기술을 이용한 헤어드라이기가 그런 것처럼, 열을 고르게 분배해 머릿결이 부스스해지는 것을 막아 줍니다. 또한 머리카락이 닿는 판에 토르말린이 코팅되어 있으면 음이온이 발생해서 머리카락을 윤나고 매끈하게 만듭니다. 스팀 고데기(물을 넣어서 쓰는 것)는 컬이 잘 말리지 않는 모발에 사용하기 좋습니다. 스팀이 컬을 강하게 잡아 주고, 또한 수분이 머리 손상을 막아 줍니다. 약한 모발에 아주 좋지요.

고데기의 종류에 따라 컬의 형태도 달라집니다. 둥근 막대 부분이 굵을수록 컬도 굵어집니다. 지름 2cm의 고데기는 작은 고리 같은 컬을 만들어 주는 반면, 지름 5cm의 고데기는 굵고 부드러운 웨이브를 만들어 줍니다. 알맞은 지름의 고데기를 고를 때는 아이 머리의 길이와 숱을 고려해야 합니다. 짧고 숱 적은 머리에는 지름 2~3cm가 좋고, 중간 길이에 숱이 적당한 머리에는 지름 2.5~4cm 제품을 쓰세요. 어깨 아래로 내려오는 긴 머리에 숱이 많다면 지름이 적어도 4~5cm 이상은 되어야 합니다. 전기 코드가 없는 제품이 여행할 때도 좋고 평소에 사용하기에도 좋습니다. 방해되는 전기선이 없으니까요.

> **Dear 코지**
>
> 제 고데기는 온도를 여러 단계로 세팅할 수 있게 되어 있어요. 우리 아이 머리를 할 때는 어느 정도의 온도로 하는 것이 적당한가요?
>
> 아이 머리가 숱이 적고 가는 모발이라면 80도 이하(저온)로 맞추세요. 숱이 보통인 머리라면 80~90도(중간 온도), 곱슬곱슬하고 숱이 많다면 90~99도(고온)가 좋습니다. 고데기 몸통에 머리카락을 감은 채 너무 오래 두지 마세요. 몇 초만 두는 것이 적당하고, 그 이상 두면 머리가 손상됩니다.

매직기 '스트레이트너'라고도 하지요. 매직기 또한 크기와 생산 기술, 가격이 제각각입니다. 만약에 아이의 머리가 곱슬곱슬하거나 부스스해서 다루기 힘든 모발이라면 가끔 매직기를 사용하고 싶을 때가 있지요. 사용은 간단합니다. 머리카락 한 부분을 모아 두피에서 멀리 들어 올려(데지 않도록) 두 판 사이에 끼우고, 머리카락 끝을 향해 부드럽게 당기면 됩니다. 하자마자 머리가 쫙 펴지고, 윤이 나고 매끄러워지죠.

매직기에도 고데기처럼(37쪽 참조) 이오닉, 세라믹, 토르말린 등의 기술이 사용되며, 가격은 다양합니다. 세라믹이나 토르말린 매직기를 살 때는, 정말로 그 제품에 진짜 세라믹이나 토르말린이 사용되었는지 확인하세요. 그냥 코팅만 된 제품일 수도 있습니다. 만약에 그렇다면 제품 포장 박스에 언급되어 있습니다. 또 'PTC 히터'라고 적힌 제품인지 확인하세요. PTC란 'Positive Temperature Coefficient'의 약자로 '정온도계수'라는 의미입니다. 좋은 제품 대부분에는 이 기능이 포함되어 있지요. 이 히터 기능이 있는 제품은 온도가 서서히 고르게 상승해서 머리카락을 보호하고 수분이 달아나지 않습니다.

매직기 또한 고데기처럼 크기가 다양합니다. 아이의 머리카락이 숱 많고 길수록 열판의 면적이 넓어야 합니다. 판의 너비가 2.5cm 정도 되는 매직기가 숱이 적거나 보통, 길이가 짧거나 보통인 머리에 좋고, 5cm 정도 되는 제품이 길고 숱 많고 곱슬곱슬한 머리에 적당합니다. 또한 열판의 길이가 길면 머리를 펴는 작업이 수월합니다. 두 판이 물리는 부분에 열판이 끝에서 끝까지 대져 있는 것으로 고르세요. 온도를 여러 단계로 조절할 수 있는 제품은 가족의 모발 유형에 따라 다르게 온도를 맞춰 쓸 수 있기 때문에 좋습니다. 숱 적고 가는 머리는 저온으로, 숱 많고 굵은 머리는 좀 더 높은 온도로 맞춰 쓰세요. 어떤 매직기는 열판의 모양을 펴는 용도와 컬을 내는 용도로 바꿔 쓸 수 있게 되어 있습니다. 스타일링할 수 있는 방식이 더 다양해지지요. 또 언제나 자동으로 전원이 차단하는 제품을 고르는 것이 좋습니다.

열기구와 함께 사용하세요!

열을 가해서 쓰는 제품은 머리카락의 큐티클 층을 파괴하거나 손상시킬 수 있습니다. 매직기, 고데기, 헤어드라이기, 헤어롤을 쓸 때 도구의 효과를 높이면서도 머리카락에 완충작용을 하는 제품이 많이 나와 있습니다. 스프레이, 세럼, 로션, 젤 형태로 다양하지요. 모두 아이들의 머리카락을 보호하기 위해 나온 제품이고, 실제로 머리카락과 뜨거운 기구 사이에 코팅 층을 하나 더해 보호하는 역할을 합니다. 열을 가하면 보호 기능이 활성화되는 가벼운 느낌에, 비타민 E나 아미노산처럼 영양 성분이 많이 포함된 제품을 고르세요.

헤어롤

헤어롤은 머리카락에 웨이브나 컬을 만들어 풍성함을 더하는 데 좋은 도구입니다. 길이와 너비가 다양한 제품이 많이 나오는데, 너비가 넓을수록 풍성하고 부드러운 컬이 나오는 반면, 너비가 좁고 가늘수록 탄탄한 컬이 나옵니다. 다양한 크기와 개수의 제품으로 갖가지 실험을 해 보세요! 재미있답니다! 헤어라인에만 몇 개의 컬을 만들어도 좋고, 머리 전체에 가득 탄력 있는 컬을 만들어도 좋아요.

자석 헤어롤 단단한 플라스틱 재질에, 공기가 통하는 구멍이 난 원통형 제품입니다. 옛날 미용실에 가면 많이 볼 수 있었죠. 실제로 자성이 있는 건 아닙니다. 이런 이름이 붙은 건 머리카락이 잘 달라붙었기 때문입니다. 이 제품은 머리가 젖은 상태에서 써야 합니다. 머리에 컬이 생기려면 머리가 완전히 마를 때까지 기다려야 합니다(그래서 미용실에서 손님들이 건조기 밑에 앉아 있는 거죠). 이 제품은 딱딱하기 때문에 아이의 머리를 하기에 편하진 않지만, 만약에 아이 머리가 컬이 잘 안 말리는 유형이라면 이 제품이 효과 있습니다. 빨리 말리기 위해 헤어롤을 만 머리카락에 드라이를 해 주어도 됩니다.

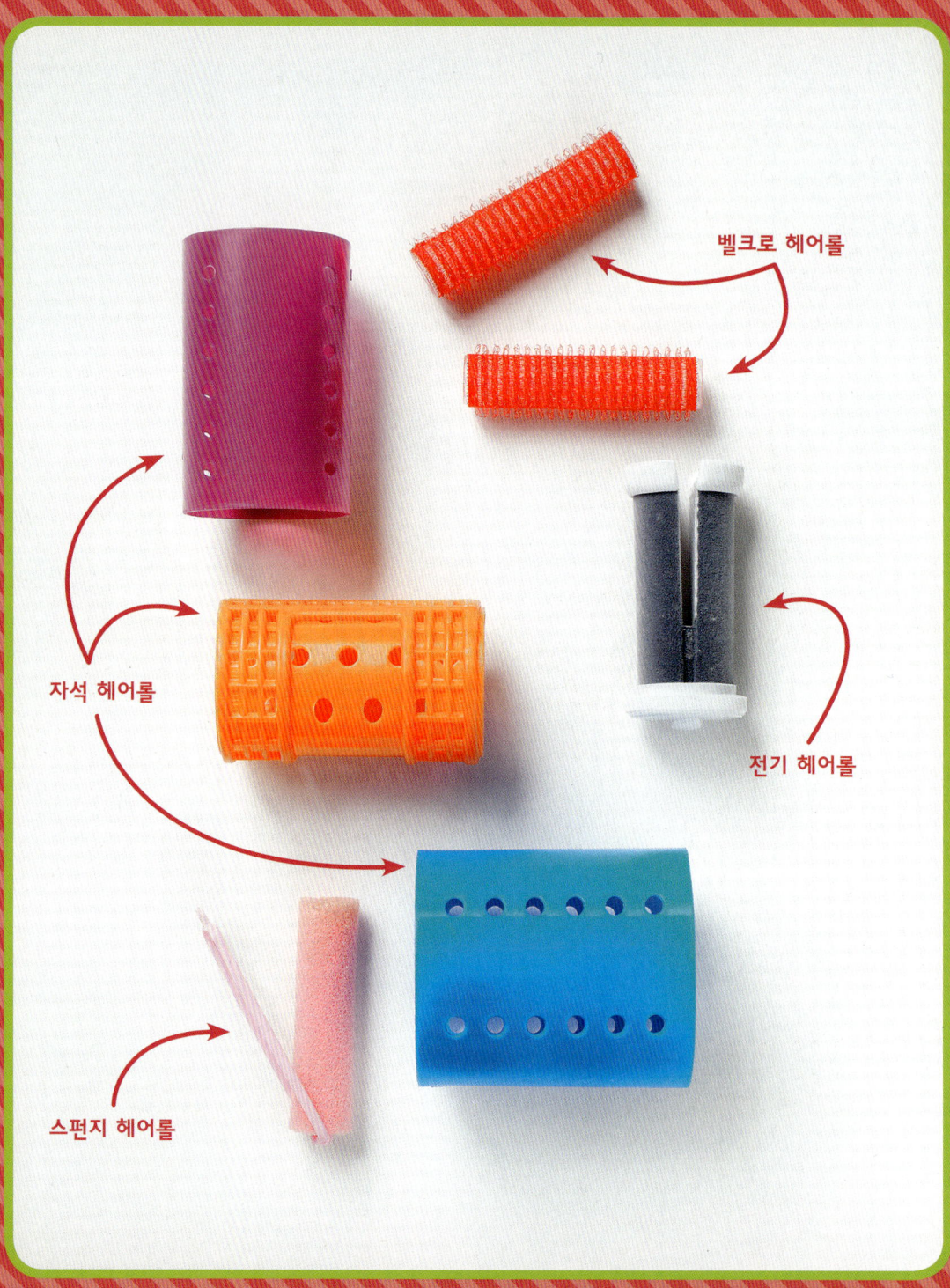

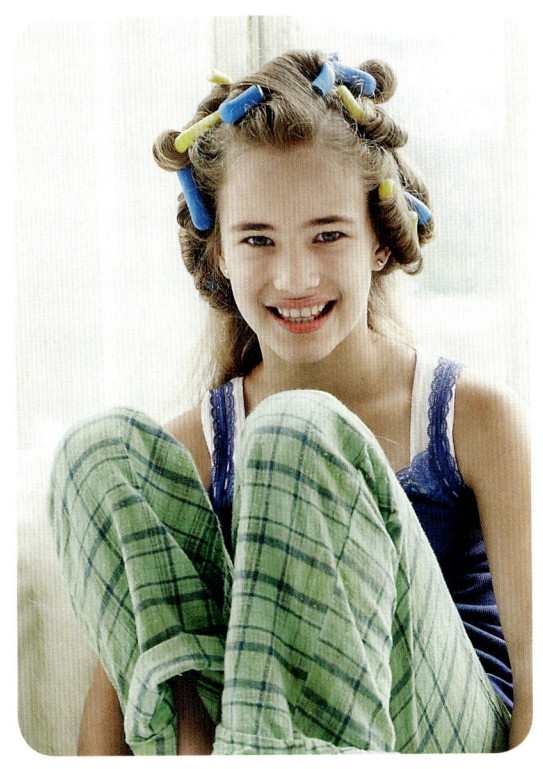

스펀지 헤어롤 아주 부드럽고 유연할 뿐 아니라 연약한 머릿결에도 컬을 만들어 낼 수 있는 제품입니다. 마른 머리에 쓰는 것이 가장 좋고, 컬을 확실하게 만들기 위해 롤을 만 채로 자도 될 정도로 부드럽습니다.

벨크로 헤어롤 부드러운 웨이브를 만들어 내고, 마른 머리와 젖은 머리 어디에나 쓸 수 있습니다. 웨이브나 컬을 만들고 싶은 방향으로 말기만 하세요. 벨크로가 머리카락에 잘 달라붙고, 풀 때도 쉽게 떨어집니다. 헤어롤을 만 채로 두는 시간은 모발 유형에 따라 다릅니다. 생머리는 헤어롤을 오래 놔둘수록 컬이 잘 나올 뿐 아니라 오래 갑니다. 젖은 머리카락에 헤어롤을 말 때는 드라이를 하면 컬을 유지하는 데 도움이 됩니다. 아이의 머리가 숱이 많고 길다면, 클립이나 머리핀으로 헤어롤을 고정해 주세요.

전기 헤어롤과 스팀 헤어롤 빨리 컬을 말아야 할 경우에 좋습니다. 전기 코드를 꽂고 온도가 오르기를 기다린 다음, 머리카락을 헤어롤에 마세요. 두 제품 모두 마른 머리카락에 사용하며, 부스스하지 않고 오래 유지되는 컬을 만들 때 씁니다(최고급 이오닉 제품을 사용하면 윤기가 더해집니다). 또한 고데기에 비해 머릿결 손상이 적습니다. 데워진 헤어롤을 아이 머리에 너무 오래 말아 두지 마세요. 손으로 만질 수 있을 정도로만 식으면(만 지 몇 분 후) 헤어롤을 풉니다. 완전히 차가워진 다음에는 풀기가 더 힘들 수도 있습니다. 열기가 머리카락을 건조하게 하고 상하게 할 수도 있기 때문에, 모발이 섬세하고 약한 경우에는 스팀 헤어롤이 나을 수도 있습니다.

> **Dear 코지**
>
> **아이의 머리를 얼마나 자주 브러시로 빗겨 줘야 할까요?**
>
> 많이 빗을수록 좋다는 생각은 버리세요. 브러시질을 너무 많이 하면 아이의 머리에 기름기가 지나치게 돌고, 약한 머리카락과 두피가 상할 수도 있습니다. 학교 가기 전에 한 번, 자기 전에 한 번, 필요할 때 한두 번이면 충분합니다. 브러시질은 두피의 혈액이 더 잘 공급될 수 있는 자극이 되고(두피 마사지와 마찬가지!) 모발의 생장도 촉진합니다. 또한 자연스럽게 나오는 피지를 고르게 분포시켜서 머리카락을 반짝이고 건강하게 합니다.

빗과 브러시

아이의 모발 유형과 하고 싶은 스타일이 무엇인지에 따라, 빗과 브러시 몇 가지를 갖춰 두는 것이 편합니다. 빗은 먼지 엉킨 머리를 풀고 머리카락을 나누는 데 쓰이고, 브러시는 드라이나 스타일링을 할 때 쓰입니다.

빗과 브러시는 정기적으로 적어도 한 달에 한 번은 세척해 주어야 합니다. 더러운 것이 묻어서 스타일링할 때 머리카락에 옮아 붙지 않도록이요. 빗과 브러시에 붙은 머리카락을 떼어 내고 미지근한 물에 자극 없는 비누나 샴푸를 풀어 세척합니다. 1년에 한 번은 브러시를 바꿔 주는 것도 좋습니다. 브러시의 살이 빠졌거나 부러졌을 수 있으니까요. 이런 브러시는 아이의 부드러운 두피에 상처를 냅니다.

빗 빗살이 굵고 간격이 넓은 빗이 엉킨 머리를 푸는 데 좋습니다. 빗살 사이가 넓기 때문에 머리가 덜 당깁니다. 두피에 부드럽게 닿을 수 있도록 빗살 끝부분은 둥글게 처리된 것으로 고르세요. 굵은 빗은 샤워나 목욕, 수영 후에 젖은 머리를 빗을 때나 젤이나 무스 같은 스타일링 제품을 머리에 고르게 바르고 싶을 때도 유용합니다. 빗살이 촘촘한 빗은 머리카락을 나눠서 구획을 만들 때나 복잡한 머리 모양을 할 때 도움이 됩니다.

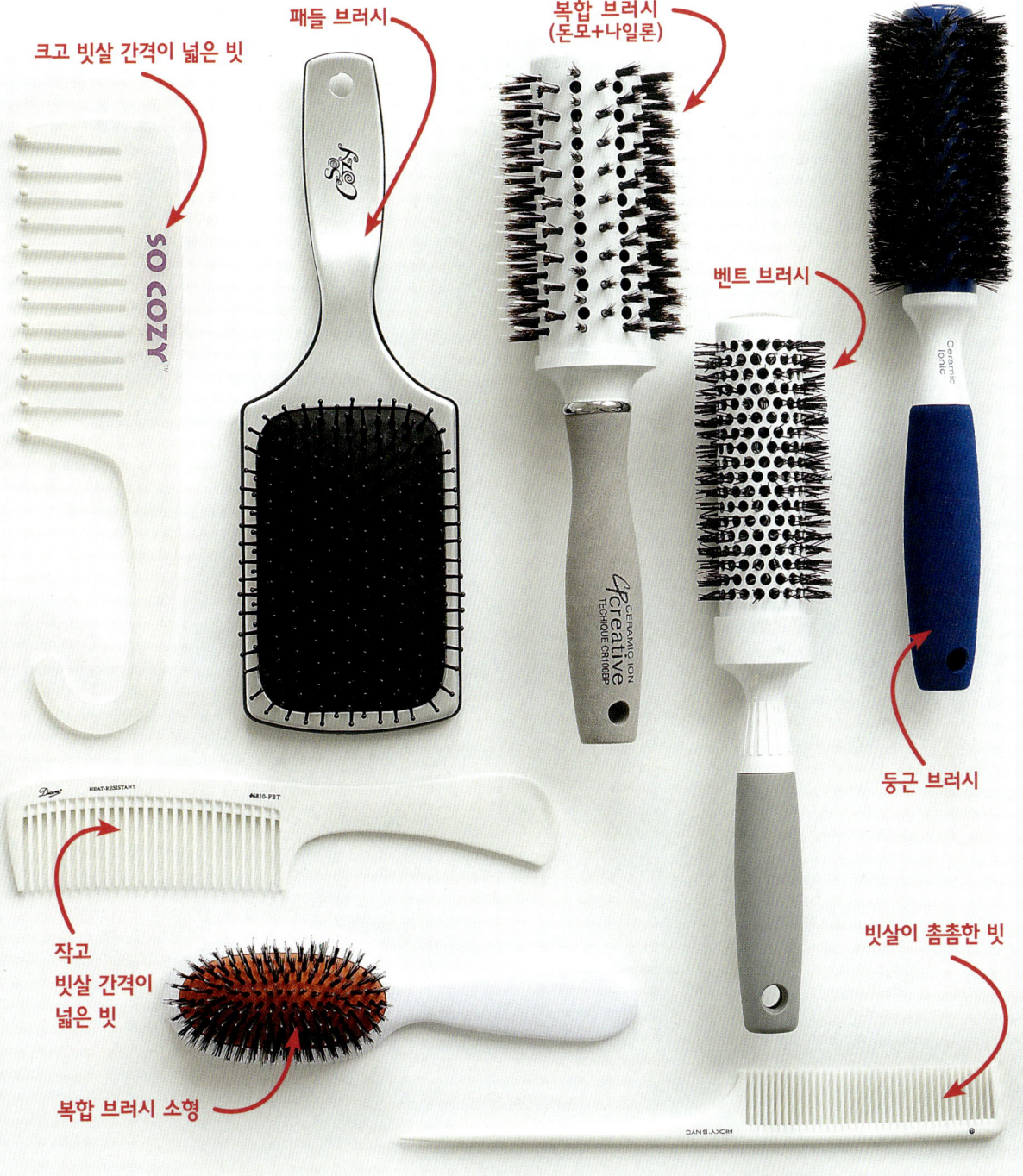

브러시를 고를 때 고려해야 할 점은 두 가지입니다. 모양이 어떤가, 또 빗살이 어떤 재질인가. 아이의 모발 유형과 하고 싶은 스타일링에 맞는 모양을 먼저 고르고, 빗살의 재질을 살펴보세요.

둥근 브러시 머리를 띄우고 살짝 구부러지게 스타일링할 수 있습니다. 숱이 적거나 층을 낸 머리라면 지름이 작은 것을 고르고, 숱이 많고 긴 머리라면 지름이 큰 것이 좋습니다. 머리카락을 단단히 잡아 주기 때문에, 드라이로 머리를 풍성하게 할 때(124쪽 참조) 쓰면 좋습니다.

패들 브러시 납작하고 넓은 면적의 브러시입니다. 대부분의 긴 머리를 매끄럽고 곧게 하는 데 좋습니다. 마른 머리를 빗을 때는 둥근 브러시를 쓰는 것보다 패들 브러시를 쓰는 것이 엉키지 않아서 좋습니다.

벤트 브러시 살이 꽂혀 있는 몸체에 구멍이 나 있어, 드라이를 할 때 벤트 브러시를 사용하면 뜨거운 바람이 잘 순환되기 때문에 머리카락이 빨리 마릅니다. 드라이를 하는 시간이 줄어들면 머리카락 손상도 줄어듭니다.

나일론 브러시와 돈모 브러시 빗살의 재질은 나일론으로 된 것이 저렴하고 머리카락이 당기거나 걸리는 일 없이 부드럽게 미끄러집니다. 한 가지 단점이 있다면 정전기가 일어나는 경향이 있다는 것입니다. 돈모(돼지털) 브러시는 진짜 돼지털로 만든 것인데, 돼지털은 사람의 모발과 구조가 비슷합니다. 머리와 두피에 닿는 느낌이 부드럽고 정전기가 잘 생기지 않습니다. 돈모 브러시는 숱이 적거나 보통인 머리에 추천합니다. 숱이 많은 머리에는 돈모가 지나치게 부드럽습니다.

복합 브러시 돈모와 나일론을 함께 쓴 것입니다. 돈모에 나일론이 섞여 있으면 머리카락에 잘 파고들면서도 두피에는 부드럽습니다. 돈모나 복합 브러시는 가격이 더 비싸지만 모발에는 더 좋고, 두피에 상처를 내거나 심지어 드라이기의 열에 녹을 수도 있는 저렴한 플라스틱이나 합성모 브러시보다 오래 쓸 수 있습니다.

건강한 모발을 위한 식생활

아이의 머리에 무엇을 바르냐만 중요한 것이 아닙니다. 몸 안으로 어떤 음식이 들어가느냐도 중요합니다. 영양학자들은 다음과 같은 건강식품을 많이 먹이는 것이 좋다고 이야기합니다.

- 땅콩, 옥수수, 시금치에는 모발의 생장을 촉진하는 비타민 E가 함유되어 있습니다.

- 아스파라거스, 콩, 감귤류, 오리고기에 많이 함유된 엽산은 머리카락이 갈라지지 않고 긴 머리를 유지할 수 있도록 돕습니다.

- 비타민 B는 머리카락을 강화시키는 단백질인 케라틴을 생성합니다. 바나나, 통곡물, 쌀, 달걀을 드세요.

- 우유나 요거트 같은 유제품과 브로콜리, 딸기는 칼슘의 주요 공급원이 되는 식품입니다. 칼슘은 머리가 자라는 데 중요합니다.

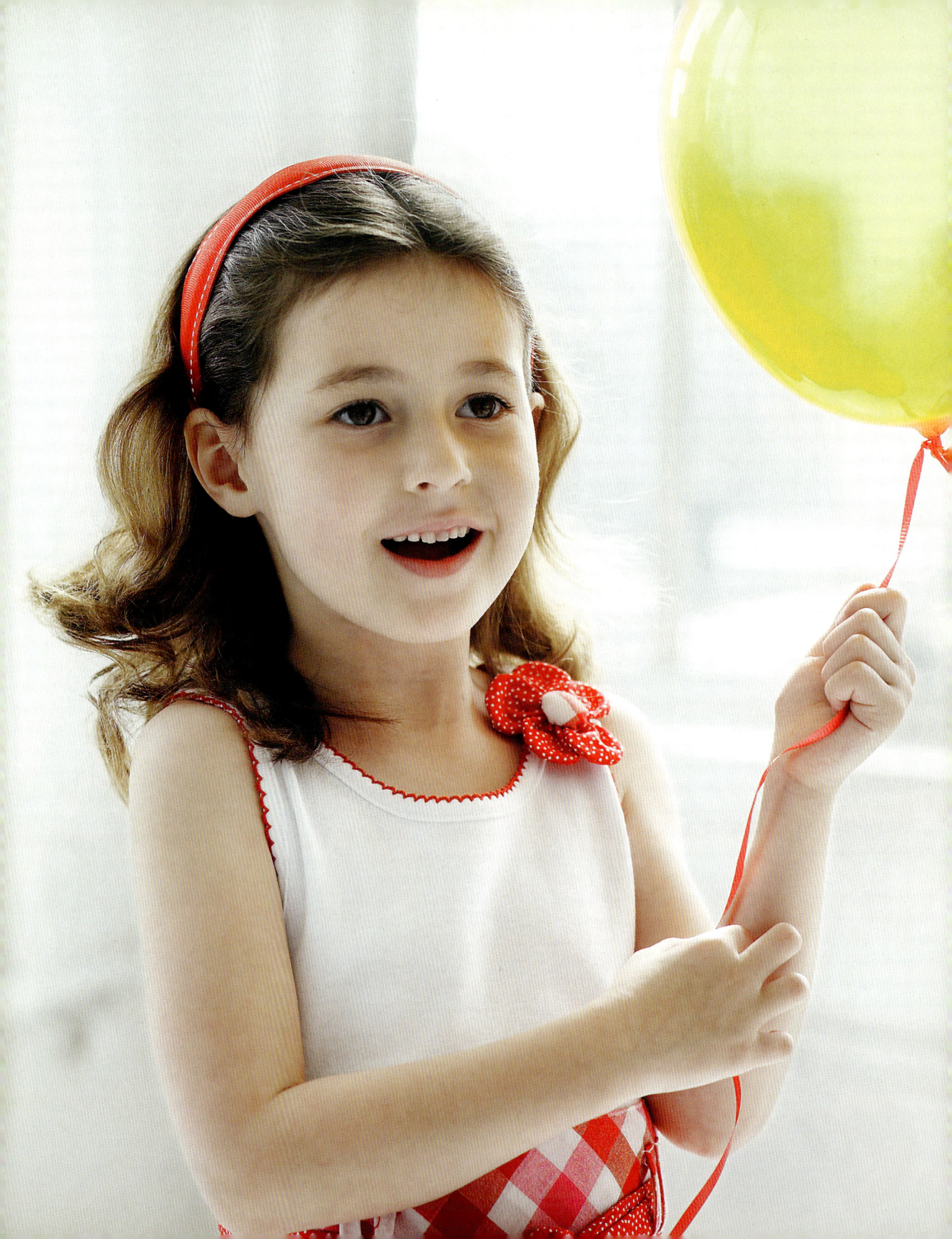

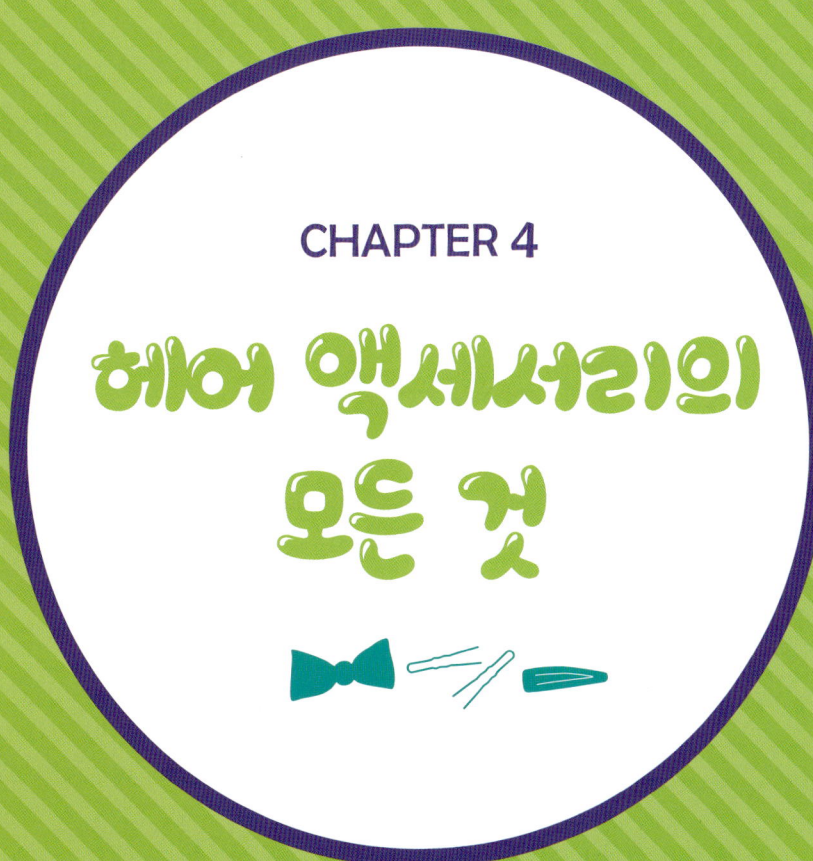

CHAPTER 4

헤어 액세서리의 모든 것

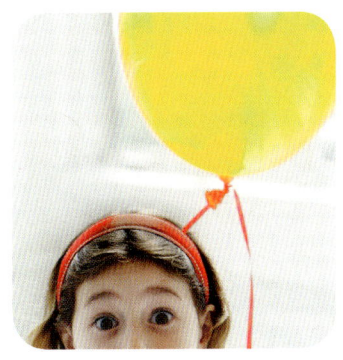

예쁜 머리핀, 머리띠, 머리끈은 머리에 두른 보석처럼 특별한 포인트가 됩니다. 또한 이런 액세서리들은 매일매일 빨리 간단하게 할 수 있는 스타일링에 쓰이는 완벽한 도구가 되기도 합니다. 포니테일보다 간단한 스타일이 어디 또 있겠어요?

여자아이들은 대부분 헤어 액세서리 모으기를 좋아합니다. 아기 때나 걸음마를 시작할 무렵에는 핀 몇 개로 소박하게 시작하지만, 10대 무렵에는 박스 하나나 서랍 한 칸을 다 채울 정도로 많아지지요. 아이에게 직접 원하는 스타일로 색을 골라서 액세서리를 만들어 보게 하세요(54쪽 참조). 창의성과 개성을 마음껏 키울 수 있는 좋은 방법이랍니다.

머리끈

잘 늘어나고 유연한 머리끈은 수백 가지 스타일을 만드는 데 유용하여 가장 기본적인 액세서리입니다. 평범한 포니테일부터 복잡하게 땋은 머리, 우아한 올림머리까지 안 쓰이는 곳이 없습니다. 일반 고무 재질의 끈으로 묶었을 때 머리가 당겨 아팠다면, 헤어용 머리끈은 부드러운 재질로 만들어져 머리카락이 덜 당기고 손상도 적습니다. 헤어 스타일링에는 일반 고무 재질의 끈 말고, 헤어 전용 머리끈을 쓰세요.

지름 5cm 정도의 머리끈은 어떤 모발 유형에나 알맞습니다. 머리를 촘촘하게 땋아야 할 때나 숱이 적은 머리에는 지름 0.5~2cm 정도의 미니 고무줄이 필요합니다. 머리숱이 많다면 더 큰 고무줄도 괜찮습니다. 미니 고무줄의 경우에는 검은색이나 여러 가지 색끼리 모아 대용량으로 판매합니다. 구슬이나 동물 털 등이 달린 머리 방울도 헤어 스타일링에 유용합니다. 만약에 머리카락이 고무줄에 엉키면, 잡아당기지 말고 작은 가위를 이용해서 살짝 잘라 내세요!

곱창 머리끈 이미 유행이 지났다고요? 아이들은 좋아한답니다! 곱창 머리끈은 주름이 잔뜩 잡혀 있는 부드러운 천 안에 고무줄이 싸여 있습니다. 예쁜 무늬와 색깔, 다양한 스타일(금속 징이 박혀 있거나 리본이 달린 것도 있어요)로 나옵니다. 민두머리나 포니테일로 재빨리 묶어 줘야 할 때 사용해 보세요. 약간 느슨하게 묶인 모습이 지저분하게 느껴질 수도 있겠지만, 이게 바로 곱창 머리끈의 매력이랍니다.

머리핀

헤어 액세서리 중 많은 것들을 포괄적으로 머리핀이라고 부를 수 있습니다. 머리를 당겨 올려서 꽉 물려 고정시키거나 조이는 데 쓰지요. 단순한 것부터 장식이 화려한 것까지 디자인이 각양각색이고, 크기 역시 다양합니다. 보통 숱이 적은 머리일수록 작은 것을 써야 하고, 숱이 많고 길면 큰 것을 씁니다.

자동핀 자동핀의 대부분은 금속으로 만들어져 있습니다. 하지만 플라스틱이나 나무 등 다양한 재질도 있고, 비즈나 보석, 혹은 리본 등으로 장식한 것도 있으며, 작은 것부터 큰 것까지 크기도 다양합니다. 꽉 물거나 조여서 머리카락의 한 부분을 원하는 곳에 고정시킵니다.

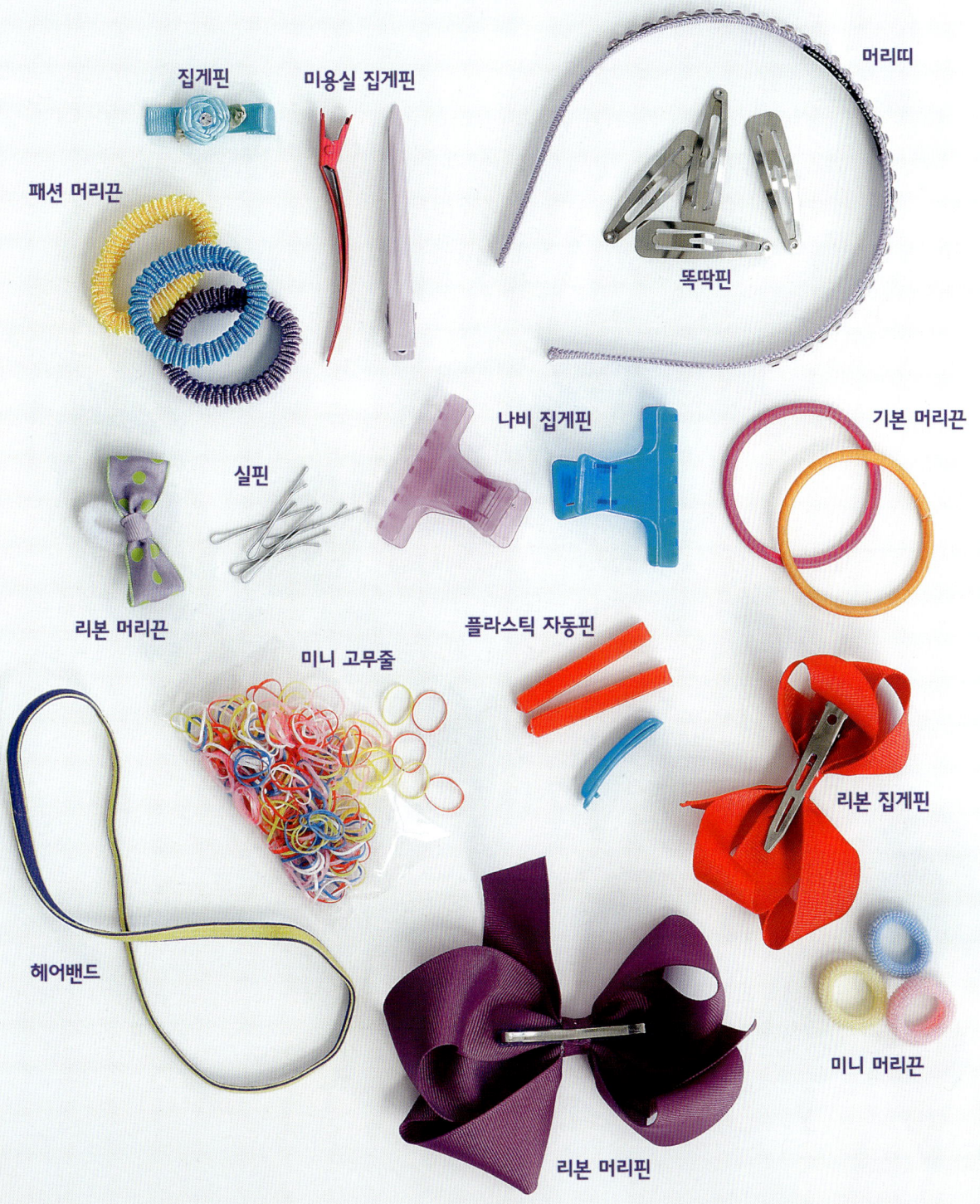

나비 집게핀 집게의 양 날개를 눌러 벌려서 머리카락을 그 사이에 넣고 고정시킵니다. 작은 것부터 아주 큰 것까지 크기가 다양합니다. 큰 집게핀은 포니테일을 전부 묶을 수 있을 만큼 넉넉하고, 작은 집게핀은 숱이 적은 머리 혹은 가늘게 땋거나 트위스트한 귀여운 스타일에 어울립니다.

집게핀 '헤어핀셋'이라고도 합니다. 한쪽 끝을 눌러서 벌리는 방식입니다. 아장아장 걸을 나이의 아이들에게 좋습니다. 그 나이의 아이들은 머리에 뭘 다는 걸 싫어하는데, 집게핀은 부모님이 하기가 매우 쉬워서 아이가 눈치 채지 못하는 사이에 꽂을 수 있습니다. 숱이 적고 가는 머리의 아이들에게 좋습니다.

똑딱핀과 미니 똑딱핀 중간 부위가 휘어지면서 열리고 닫힙니다. 미니 똑딱핀은 장식용으로 쓰이는 아주 작은 핀인데, 머리카락 몇 가닥밖에 고정하지 못합니다. 아기나 걸음마를 시작한 아이의 머리를 땋아 주거나 트위스트를 할 때 고정하기 좋습니다. 너무 작기 때문에 부모님의 주의가 필요합니다. 아이가 입안에 넣었다가 기도가 막히는 사고가 일어날 수 있으니까요.

실핀 꽉 눌러 고정시킨다기보다는 머리카락 사이로 밀어 넣어 고정시키는 방식입니다. 헤어스타일을 완성한 후 흘러내린 머리카락 몇 가닥을 정리하는 데도 좋고, 만두머리나 화려한 올림머리를 제자리에 고정하는 데도 좋습니다. 비닐봉투나 박스에 늘 충분히 구비해 두세요. 보통 U 모양 실핀이 숱 많은 머리, 발레리나 머리나 만두머리처럼 커다랗게 모은 올림머리, 꼰 머리를 고정하는 데 좋고, 실핀은 핀 사이가 딱 붙어 있기 때문에 숱이 적은 머리에 좋습니다.

머리띠, 헤어밴드, 머리망

머리띠와 헤어밴드, 머리망은 머리를 뒤로 모아서 고정시켜 줍니다. 아이들이 학교에 갈 때나 운동을 할 때 머리카락이 눈을 가리지 않도록 하는 데 좋습니다. 머리띠는 플라스틱이나 금속 같은 단단한 재질로 만들어져 귀 뒤로 넘겨 씁니다. 헤어밴드나 머리망은 부드럽고 잘 늘어나는 천으로 만들어져 머리를 단단히 감쌉니다. 어린 아이들이 딱딱한 머리띠 때문에 머리가 아프다고 하면, 부드러운 헤어밴드나 머리망을 시도해 보세요. 예쁘기도 하고 실용적입니다.

머리핀을 보관하는 기발한 방법

아이의 헤어 액세서리가 너무 많아서 고민인데, 어떻게 하면 그냥 모아두는 게 아니라 깔끔하게 정리정돈할 수 있을까요? 여기 몇 가지 창의적인 방법을 소개합니다.

- 비즈를 보관하는 정리함이 있습니다. 정리함을 아이에게 직접 색칠하거나, 매직으로 그림을 그리거나, 스티커를 붙여서 꾸며 보라고 하세요. 한 칸에 머리핀, 한 칸에 머리끈, 또 한 칸에는 리본을 보관하세요. 액세서리가 너무 많아서 한 상자로는 부족하다면, 여러 개를 사면 됩니다.
- 헤어 액세서리를 보관할 서랍을 하나 지정해 두세요. 사무용품을 보관하도록 칸이 나뉜 칸막이를 추천합니다.
- 과자봉지 크기의 비닐봉투나 투명한 화장품 가방 여러 개에 액세서리를 같은 종류끼리 모아서 서랍에 보관하세요.
- 예쁜 리본 한두 줄을 벽에 매달아 놓고 헤어 액세서리를 쭉 끼워 놓으세요.
- 낚시 도구함은 작은 액세서리뿐 아니라 브러시, 빗, 심지어 스프레이 통까지 보관할 수 있을 정도로 큼직합니다. 이때도 피카소 뺨치는 우리 아이들이 상자를 직접 꾸밀 수 있게 해 주세요.
- 접었다 펼쳤다 할 수 있는 여행용 메이크업 파우치는 헤어 액세서리 보관용으로 훌륭합니다. 펼쳐서 옷장이나 방문에 걸어 두세요.
- 사진 보관함이나 작은 모자 상자(특히 예쁜 색과 무늬로 장식된 것)는 액세서리를 보관하는 데도 훌륭합니다.
- 어떤 창의성 넘치는 엄마는 아이들 도시락 가방을 딸의 헤어 액세서리 가방으로 활용합니다. 안에는 작은 반찬통을 활용해 분류하고요.
- 여러 단으로 된 바구니를 옷장이나 방문에 걸어 놓고 안에 액세서리를 담아 놓으세요.
- 여러 종류의 빈 상자를 활용하세요.

머리핀 DIY

머리핀을 상점에서 사면 하나에 만 원이 넘는 것들도 많아요! 하지만 집에서 만들면 적은 돈으로도 예쁜 머리핀을 완성할 수 있습니다. 게다가 우리 딸이 제일 좋아하는 색, 옷, 취미나 기념일에 따라 '맞춤'으로 만들어 줄 수 있지요. 머리핀을 다양하게 만들 수 있는 재료는 인터넷을 비롯해 곳곳에서 팔고 있습니다. 그리고 꼭 엄마가 만들어 줘야 한다는 부담은 갖지 마세요. 딸아이가 어느 정도 나이가 되었다면 아이 친구들을 불러 모아서 파티 삼아 함께 만들어 볼 수도 있어요. 물론 글루건으로 붙이는 일은 엄마가 도와줘야겠죠.

준비물(머리핀 1개 기준)
- 리본(너비 약 0.5cm, 길이 약 30cm)
- 금속 집게핀
- 공예용 풀
- 글루건
- 장식(단추, 꽃, 비즈 장식, 큐빅 등)

Step 1 집게핀을 감싸는 데 어느 정도 길이의 리본이 필요한지 잽니다. 집게핀의 한쪽 끝을 눌러 핀을 벌린 후에, 핀의 가상 안쪽 경첩이 맞물리는 부분에서부터 시작해 아래쪽 핀에 리본을 올려놓으세요. 리본을 팽팽하게 잡아당겨서 핀의 끝에서 꺾은 후에 아래쪽으로 돌리고 누르는 부분 사이의 빈 공간에도 밀어 넣고, 핀 윗부분을 지나 다시 안쪽의 경첩 부분까지 닿게 길이를 맞추세요. 잰 길이대로 리본을 자르면 집게핀의 금속 부분이 위쪽과 아래쪽, 안팎으로 모두 감싸집니다.

Step 2 자른 리본을 공예용 풀로 집게핀에 붙입니다. 아래쪽 핀 안쪽에서 풀칠을 시작해서 한 바퀴 빙 돌리세요. 리본을 붙인 후에는 풀이 마르는 동안 다른 집게핀을 물려서 고정시켜 두세요. 15분간 충분히 말립니다.

Step 3 풀이 말라서 리본이 붙으면, 글루건(접착력이 좋고 쓰기 쉬워서 세세한 작업을 할 때 좋습니다)을 이용해서 장식을 집게핀 위쪽에 붙이세요. 어떤 것이든 나만의 집게핀에 어울리는 것이라면 다 좋습니다.

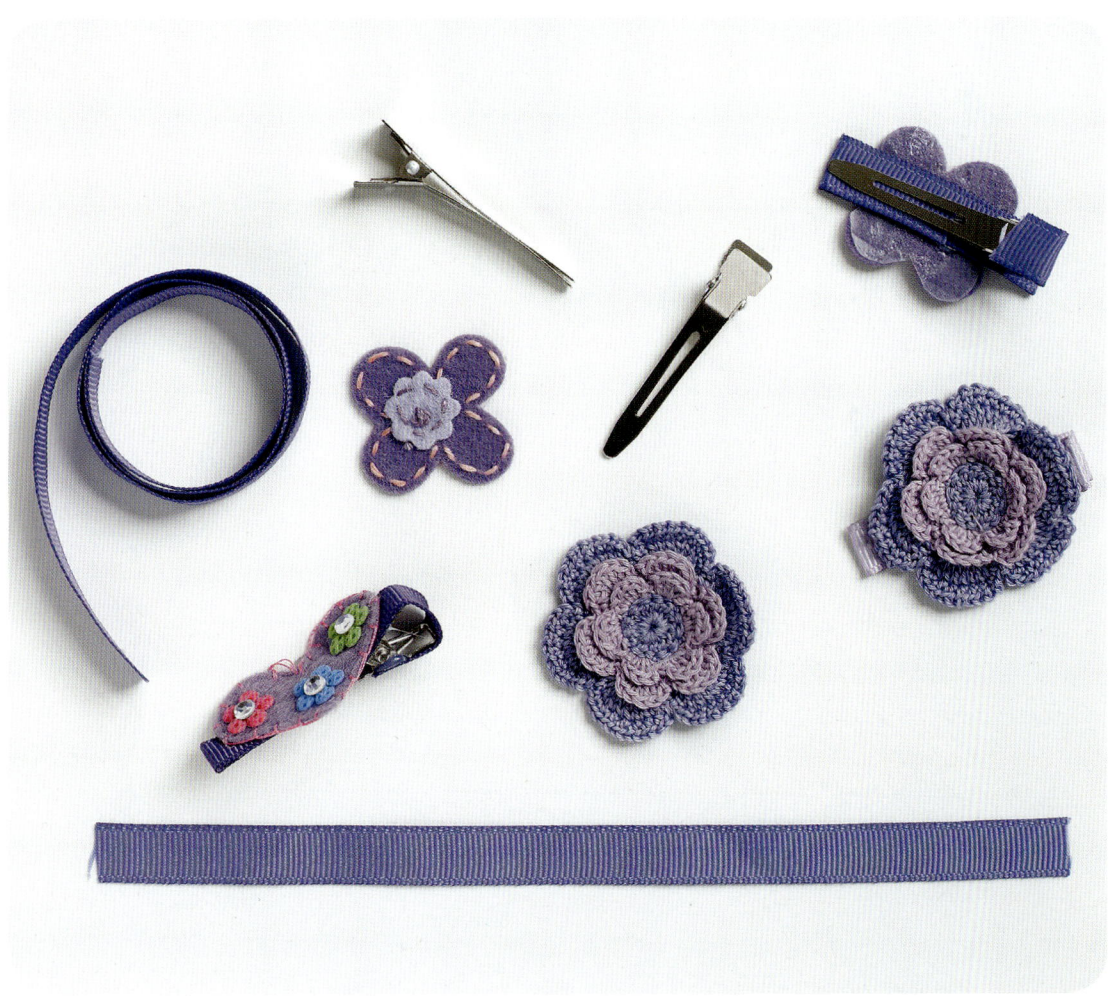

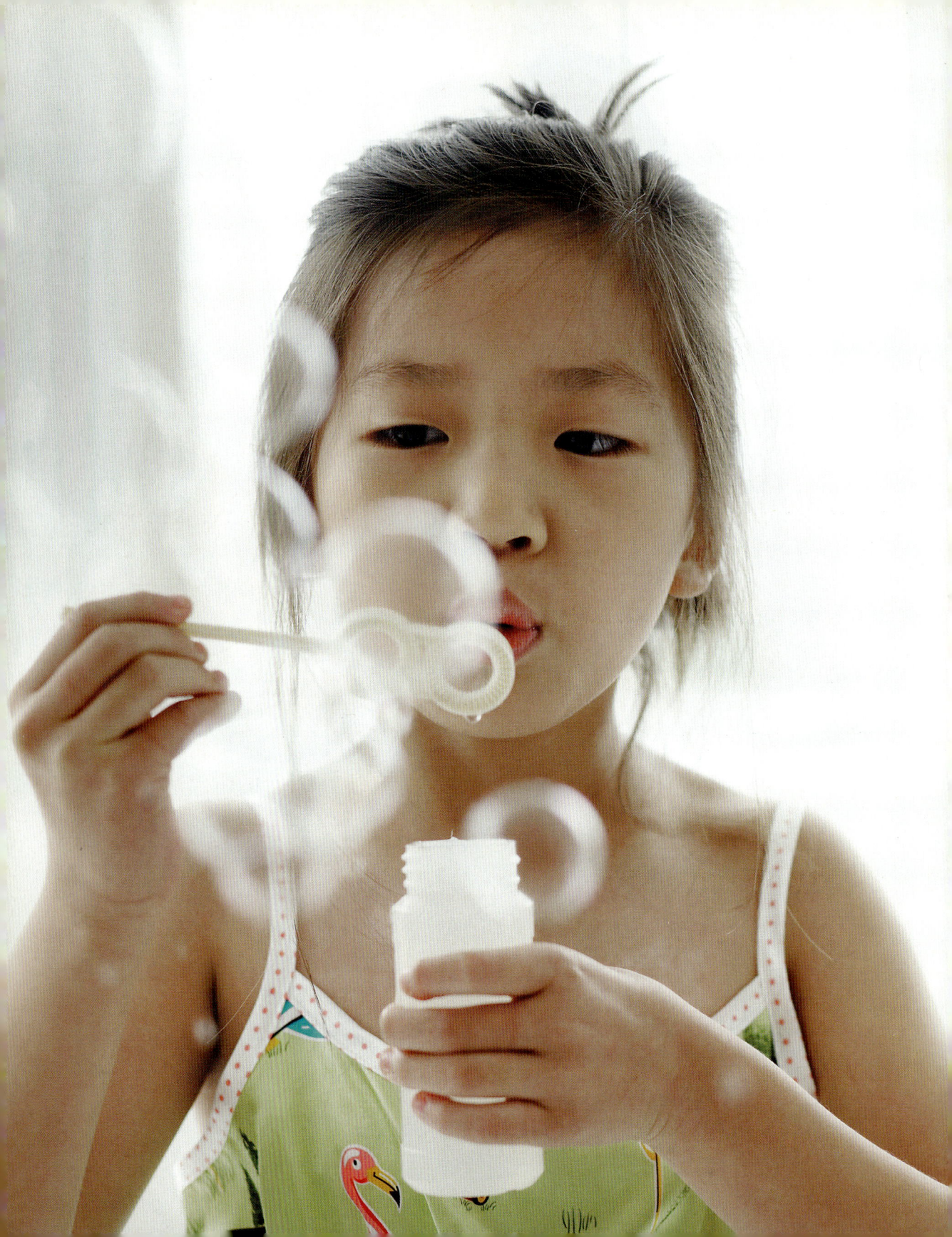

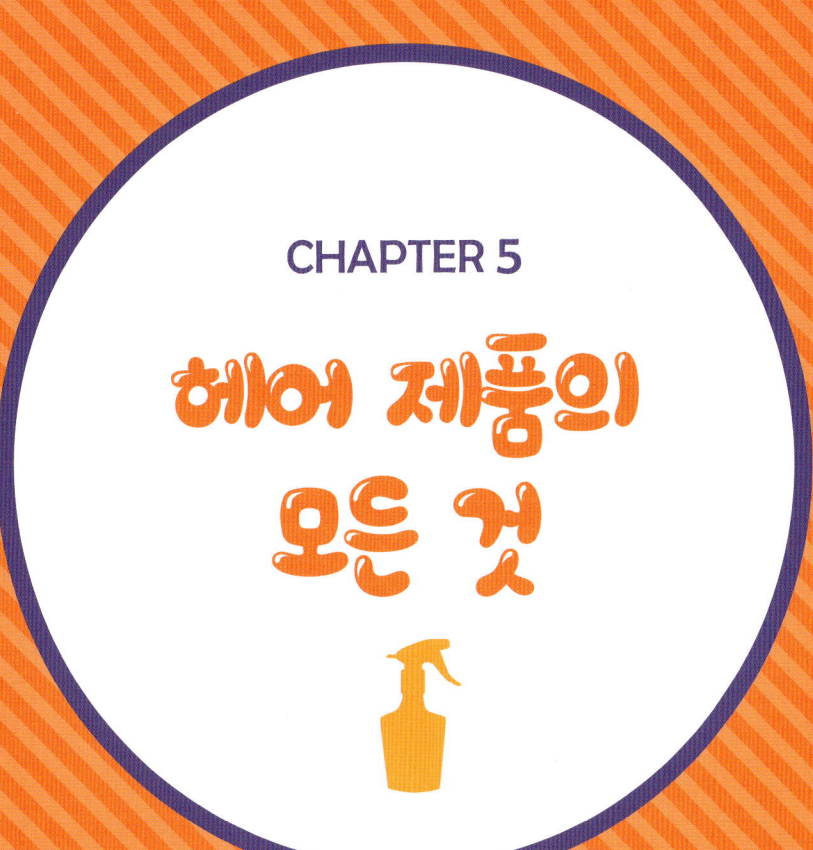

CHAPTER 5

헤어 제품의 모든 것

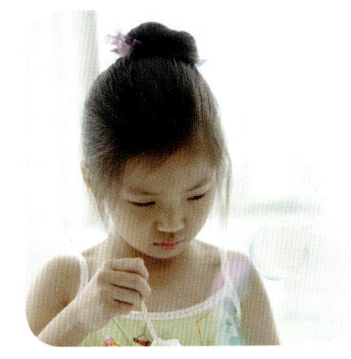

자기 머리는 멋지게 하고 다니는 엄마들이 왜 딸아이 머리는 어떻게 해야 할지 모르는 걸까요? 그건, 아이의 머리에는 어른의 머리와는 다른 제품과 다른 스타일링 기술이 필요하기 때문이랍니다. 어린아이의 머리는 한 번도 손대거나 변형하지 않은 상태입니다. 염색을 한 적도, 파마를 한 적도, 다른 식으로 변형시킨 적도 없지요. 그 때문에 어른의 머리에 비해 섬세하고 잘 엉킬 수밖에 없는 거예요. 그러니 엄마들의 머리에 필요한 게, 아이에게도 필요하다고 할 수는 없는 거지요. 아이의 머리에는 섬세한 보살핌이 필요합니다. 하긴 부모님이 제일 잘하는 게 바로 그거지요. 그렇지 않나요?

샴푸에 대한 솔직한 고백

아이가 어릴 때는 여러 가지 이유 때문에 머리 감기를 싫어할 수도 있습니다. 어떤 아이들은 물이 얼굴로 떨어지는 걸 싫어하고, 어떤 아이들은 샴푸가 눈에 들어가는 걸 무서워합니다. 어떤 아이들은 그냥 가만히 있기를 싫어하지요. 하지만 엄마와 아이 둘 다를 위해 머리 감는 과정을 수월하게 만들 방법이 있습니다. 우선, 샤워기 헤드를 수압이 세지 않은 것으로 부착해서 아이의 머리에 물이 부드럽게 닿을 수 있도록 하면 좋겠지요(엄마들 본인이 하듯이 물이 얼굴로 흘러내리게 하지는 말고요). 또 목욕탕에서 갖고 놀 수 있는 장난감, 색이 예쁘고 화려한 샴푸나 컨디셔너 용기, 거품 나는 목욕물로 아이의 주의를 분산시키세요. 노래도 부르고("비를 맞으며 노래 불러요! 비를 맞으며!"), 웃긴 얘기도 지어내고, 라디오도 크게 틀어 놓으세요. 어린아이들은 엄마가 자기 머리를 감겨 주는 동안 자기 인형 머리를 감기고 싶어 할지도 몰라요.

아이가 자랄수록 머리를 감기는 일은 수월해집니다. 단, 딸의 모발에 맞는 제품만은 확실히 고르세요. 아이가 몇 살이든, 머리를 감기는 법은 같습니다. 지름 2.5cm 정도의 원이 되도록 샴푸를 손바닥에 짜고, 머리 뿌리 부분에 거품을 내는 데 집중하세요. 머리를 감길 때 깨끗이 해야 할 것은 피지를 생산하는 두피 부분입니다. 더러운 것을 닦아내려면 두피를 손끝으로(손톱이 아니라) 부드럽게 마사지하세요. 마지막으로는 거품을 내면서 머리끝으로 내려오세요. 절대 북북 문지르지는 마시고요. 샴푸를 두 번 하는 것은 아이의 머리가 심한 지성이 아니라면 불필요한 일입니다. 샴푸는 한 번이면 충분해요. 컨디셔너를 사용하는 데는 몇 가지 법칙이 있습니다(64쪽 참조). 컨디셔너는 두피가 아니라 머리카락에 쓰세요. 보습이 필요한 건 머리카락입니다. 만약에 딸아이가 혼자 머리 감기를 고집한다면, 어떻게 해야 하는지를 알려주고, 샴푸나 컨디셔너가 전부 씻겨 나갔는지(비누 거품이 귀 뒤나 목덜미에 남아 있지 않은지) 확인해 주세요. 아이들의 머리에 특화되어 나온 여러 종류의 제품과 그 제품을 어떻게 사용하는지 알아보려면 아래의 내용을 이어 읽으세요.

베이비 샴푸(Tear-free Shampoo) 어린아이들을 위해서는 거품이 눈에 들어가도 따갑지 않은 샴푸를 고르는 것이 최선입니다. 성인용 샴푸에는 보통 자극적인 성분인 계면활성제(거품을 내는 성분)와 여타 방부제가 들어 있어서 눈에 들어가면 따갑습니다. 반면 어린이용 샴푸에는 눈이 따갑지 않도록 아주 순한 계면활성제와 무자극 성분이 들어 있습니다. 이런 종류의 샴푸는 비누 성분이 없으며(soap-free), 자극이 없고, 피부과 전문의의 테스트도 거친 것들입니다. 모발 유형에 따라 샴푸와 컨디셔너 고르는 법에 대해서는 2장을 참조하세요.

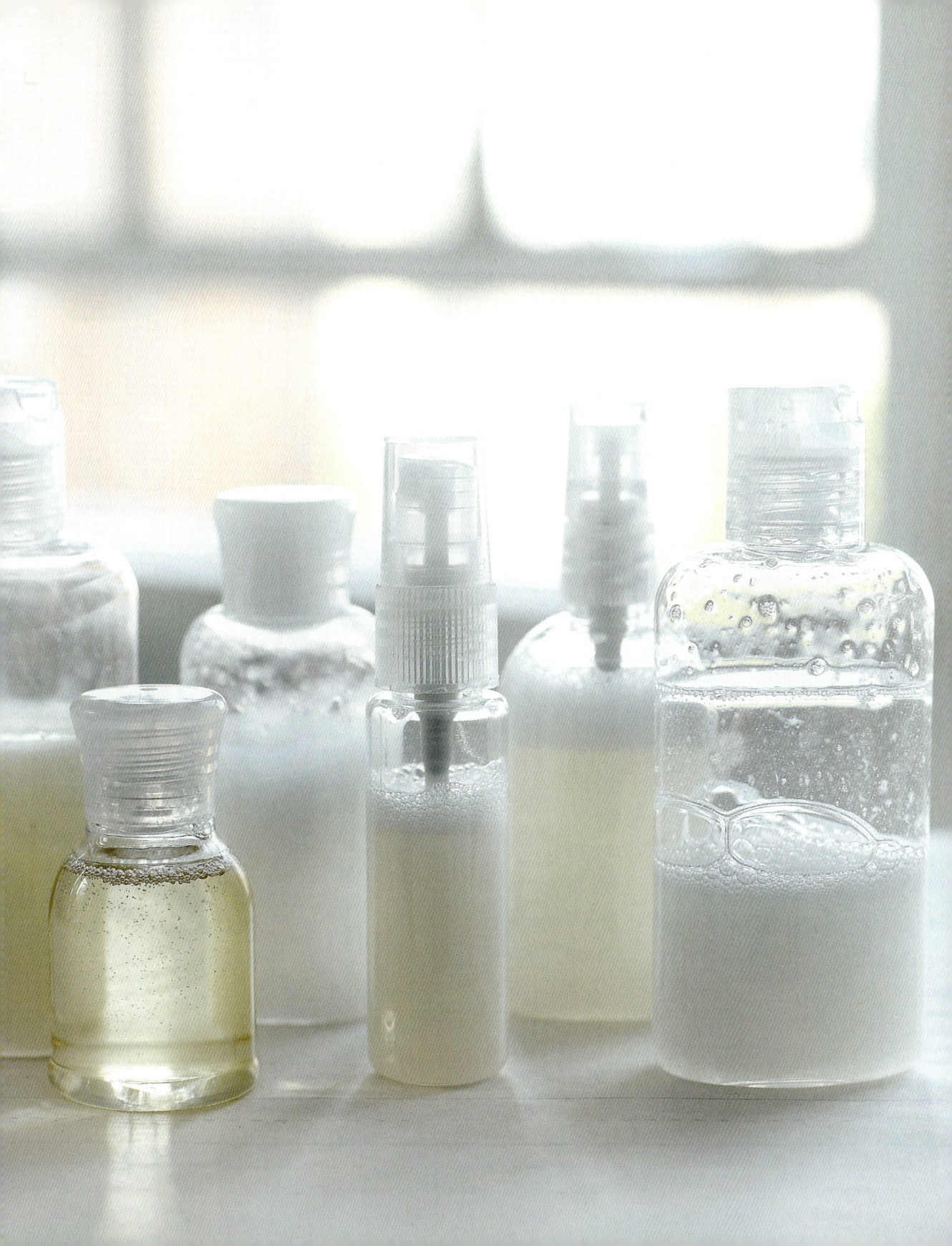

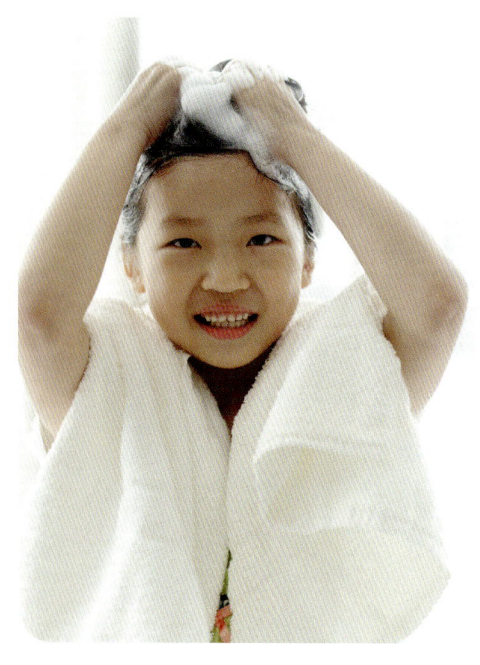

세정 기능성 샴푸(Clarifying Shampoo) 아이의 머리에는 이것저것이 자꾸 달라붙습니다. 먼지, 헤어 제품, 센물(지하수나 시냇물처럼 미네랄 성분을 많이 포함한 물) 등으로 인한 미네랄 잔여물, 염소 등 수영장 물의 화학 성분, 심지어 특정 샴푸와 컨디셔너를 반복해서 사용했을 경우 남는 왁스와 보습 성분…. 이러한 축적물 탓에 머리카락이 둔해 보이고, 무겁고, 기름지고, 축 처진 것처럼 느껴집니다. 세정 기능성 샴푸는 이렇게 쌓인 오염물을 제거하고 상쾌한 상태로 되돌려 줍니다. 지성이라면 일주일에 한 번, 건성이나 중성이라면 한 달에 한 번 정도 쓰면 좋습니다.

볼륨 강화 샴푸(Volumizing Shampoo) 밀이나 쌀에서 추출한 단백질 성분이 들어 있는 경우가 많습니다. 이 단백질은 머리카락에 달라붙어 더 두껍게 만들어 주기 때문에 머리카락에 볼륨이 생깁니다. 숱이 적은 머리를 풍성하게 하는 데 좋지만, 풍성해진 머리의 무게 탓에 결국은 축 처지게 되므로 매일 사용하기에는 적당하지 않습니다. 며칠에 한 번씩 일반 샴푸와 번갈아 가면서 쓰세요.

보습 샴푸(Hydrating Shampoo) 주변의 수분을 흡수하는 글리세린 같은 보습제를 함유하고 있습니다. 이런 샴푸는 보습 성분을 머리카락에 침투시키고, 보습 성분으로 인해 머리카락이 수분을 흡수하고 촉촉하게 유지하도록 도와줍니다.

이 샴푸엔 뭐가 들었지?

아이 샴푸병에 붙은 라벨을 읽으면 무슨 말인지 하나도 모르겠죠! 도대체 이 길고 뭔가 화학적인 것 같은 이름이 무슨 의미이고, 아이 머리카락과 두피에 어떤 작용을 하는 걸까요? 샴푸란 기름기와 더러운 것을 씻어 내는 세정 성분을 함유한 액체를 가리킵니다. 하지만 피부와 두피에서 자연스럽게 나오는 기름기를 모두 씻어 내지는 않아야 합니다. 자연스럽게 박테리아로부터 피부와 두피를 보호해 주기 때문이지요. 어린이용 샴푸는 대부분 순하고 눈에 자극이 없는 성분으로 이루어져 있습니다. 아이가 자라서 바깥 환경에 노출되는 일이 많아지고, 활동이 많아지고, 식단이 바뀌게 되면 더 강한 샴푸가 필요해질지도 몰라요. 아래에 어린이용 샴푸 라벨에서 흔히 볼 수 있는 성분을 뽑아 놓았습니다. 이 성분은, 천연이든 합성이든 간에, 화학적 첨가물이 생산되는 공장에서 정화와 가공을 거친 것들입니다. 식품첨가물과 마찬가지로, 가장 많이 들어간 첨가물부터 적게 들어간 것 순으로 라벨에 표기되어 있습니다.

- **피이지-80소르비탄라우레이트(PEG-80 Sorbitan Laurate)** 계면활성제(또는 표면활성제) 역할을 해서 거품을 만드는 순한 물질입니다. 무슨 말이냐면, 이 물질은 물의 표면 장력을 감소시켜서 물에 닿는 것이 잘 젖게 만드는데, 이 때문에 샴푸가 부드럽게 잘 펴지는 거죠. 계면활성제는 머리카락의 기름기를 제거하고 세정하는 역할도 합니다. 이 성분은 어른용 샴푸에 쓰이는 로릴황산나트륨(Sodium Lauryl Sulfate)보다 순한 계면활성제입니다.

- **소듐트리데세트설페이트(Sodium Trideceth Sulfate)** 역시 계면활성제로, 컨디셔닝 속성을 가지고 있는 순한 세정제입니다.

- **구연산(Citric Acid)** 머리카락이 매끄러워지도록 pH 농도를 조절해 줍니다. 머리카락이 매끈하고 빛나 보이려면 pH가 약간 산성인 쪽이 좋습니다. 약산성 성분은 큐티클(머리카락의 외피, 12쪽 참조)을 판판하게 눕히기 때문에 머리카락이 매끄럽게 느껴지고 윤기 나 보입니다. 또한, 구연산은 다른 산 성분보다 샴푸통 안의 박테리아가 번식하는 것을 효과적으로 방지합니다.

- **코카마이도프로필베타인(Cocamidopropyl Betaine, CAPB)** 합성 계면활성제로 코코넛 오일에서 추출한 것입니다.

- **가수분해 밀 단백질과 전분(Hydrolyzed Wheat Protein and Starch)** 이 성분이 혼합되면 보습 복합물을 만들어, 수분 균형을 맞추고 막을 형성합니다. 이 복합물은 머리카락을 풍성하고 매끄럽게 하며 촉감을 부드럽게 만듭니다.

- **메틸클로로이소티아졸리논(Methyl Chloroisothiazolinone), 메틸이소티아졸리논(Methyl Isothiazolinone), 염화마그네슘(Magnesium Chloride)** 항균성, 항진균성(박테리아와 곰팡이의 번식을 막음) 방부제입니다.

- **소듐하이드록시메틸글리시네이트(Sodium Hydroxymethylglycinate)** 샴푸병 속의 세균, 진균, 사상균의 번식을 막는 데 광범위한 효과를 내는 방부제입니다.

- **테트라소듐이디티에이(Tetrasodium EDTA)** 머리카락에 남은 미네랄 성분을 중화하고 오염물이 축적되는 것을 줄이는 물질입니다.

컨디셔너의 모든 것

많은 부모님들이 이 단계를 건너뜁니다. 아이가 머리를 몇 번 더 헹구는 동안 가만히 앉아 있고 싶어 하지 않는다는 것이 가장 큰 이유입니다. 컨디셔닝 제품을 사용하는 방법은 어떤 게 꼭 맞고 틀리다고 말할 수 없기 때문에 주관적입니다. 여러 번 시행착오를 거치는 것이 어떤 제품이 아이에게 잘 맞는지 찾아내는 최고의 방법입니다. 어떤 사람은 매일 컨디셔너를 쓰고, 어떤 사람은 뿌리고 나서 씻어 내지 않아도 되는 제품(엉킨 머리를 푸는 역할도 합니다)을 씁니다. 심한 건성이라면 둘 다 쓰기도 하고요. 컨디셔너 기능이 있는 스타일링 제품을 쓰는 것도 머릿결을 촉촉하고 건강하게 유지하는 한 방법입니다. 경험해 본 바로는 머리가 건조하면 건조할수록, 다시 건강해지려면 컨디셔닝이 많이 필요합니다. 또 한 가지 기억해야 할 것! 컨디셔닝 제품을 쓸 때는, 뿌리가 아니라 머리끝 위주로 바르세요. 뿌리에 사용하면 머리카락을 무겁게 만들어 축 처져 보입니다.

엉킨 머리 풀기 이 단계는 컨디셔닝보다도 중요합니다. 보습 기능이 강화된 것 중에서 씻어 내지 않아도 되는 스프레이 제품을 고르세요. 엉킴을 풀어 줄 뿐 아니라, 머리카락을 강하게 만들어 줍니다. 전문가들이 쓰는 비법 하나는, 스프레이 제품에 약간의 물을 넣어 희석해서 쓰는 겁니다. 그렇게 하면 머리가 축 처지거나 끈적끈적해지지 않습니다.

오가닉(유기농) 제품

천연이나 유기농 헤어 케어 제품의 중요성과 인공·합성 첨가물의 유해성에 대한 논란은 아직 진행 중입니다. 요즘 업계에서 제품마다 '내추럴(천연)' 성분을 강조하는데, 이건 천연 제품의 효과가 확실히 밝혀져서라기보다는 마케팅 트렌드에 가깝습니다. 인공 방부제나 합성물이 모두 나쁘기만 한 건 아닙니다. 유기농 식품을 생각해 보세요. 일반적으로, 유기농 식품이 비유기농 식품보다 선호도가 높겠죠. 하지만 비유기농 식품을 선택해야 한다고 해서 꼭 나쁜 건 아닙니다. 선택의 여지가 없는 경우가 많으니까요. 유기농 헤어 제품도 마찬가지입니다. 게다가, 기업은 유기농이면서 효과도 좋은 스타일링 제품을 생산하는 데 어려움을 겪어 왔습니다. 부스스한 머리를 가라앉히거나, 스타일을 고정하거나, 풍성하게 만들어 주어야 할 제품이 사실 그렇게 해 주지 못했다는 이야기입니다.

실상이 어떤지를 파악하는 것도 어렵습니다. 식품의약품 관련 기관은 헤어 케어 제품의 유형과 라벨 표기 면에서 규정을 느슨하게 운영하고 있습니다. 유기농이라고 쓰여 있는 제품인데도 딱 한 가지 성분만 유기농일 수도 있습니다. 시장에 나와 있는 제품 중 100% 유기농은 거의 없다고 봐도 무방합니다. 어떤 제품은 '모든 성분이 천연'임을 표방하는데도 합성 물질이 들어 있습니다. 소비자들이 주의하는 수밖에 없습니다. 유기농 제품을 사고 싶다면 성분표를 '꼼꼼하게' 읽으세요.

파라벤에 대해 걱정해야 할까?

파라벤은 미용 제품에 세균이 번식하는 것을 막아 보관 기간을 늘리기 위해 첨가하는 방부제입니다. 화장품 업계에서 널리 쓰여 왔고, 최근까지만 해도 안전한 줄 알았습니다. 하지만 최근에 진행된 연구에서 파라벤에 노출되었을 때 에스트로겐 수치와 암 발생률이 높아진다는 결과가 나왔습니다. 2004년 〈응용독성학 학회지(Journal of Applied Toxicology)〉에는 유방암 조직에서 파라벤이 검출되었다는 내용이 발표되었습니다. 게다가, 아기는 피부를 통해 비누나 목욕 제품에 함유된 화학 성분을 어른의 3배나 많이 흡수한다고 합니다. 그러니, 부모로서 아이의 헤어 제품에 파라벤이 들어간 것은 피하고 싶겠지요.

헤어 케어 제품의 라벨을 볼 때, 이런 성분이 들어 있는지 살피세요. 메틸파라벤(Methylparaben), 프로필파라벤(Propylparaben), 이소프로필파라벤(Isopropylparaben), 이소부틸파라벤(Isobutylparaben), 부틸파라벤(Butylparaben), 소듐부틸파라벤(Sodium Butylparaben). 모두 '파라벤'으로 끝나기 때문에 찾기 쉽습니다. 또 어린이용 헤어 제품의 다수에 '무파라벤(Paraben-free)'이라고 표기되어 있기도 합니다. 기업에서도 어린이용 제품에는 파라벤 성분을 쓰지 않는 추세입니다.

엉킨 머리를 푸는 노하우

부모님들이 아이의 헤어 케어에 대해 가장 많이 물어보는 것은, "도대체 엉킨 머리는 어떻게 빗어야 해요?" 입니다. 아프지 않게 엉킨 머리를 빗기는 이 방법은 심하게 엉킨 숱 많은 머리에도 늘 효과 만점입니다.

준비물
- 빗살 간격이 넓은 빗
- 장난감, 비디오, 책 등(아이를 바쁘게 할 수 있는 것!)
- 머리카락을 여러 구획으로 나눌 때 쓸 집게핀
- 씻어 내지 않아도 되는 스프레이 컨디셔너, 혹은 엉킨 머리를 푸는 제품

Step 1 아이가 다른 것에 관심을 두게 만들면 일이 다 된 거나 마찬가지입니다. 맨 처음, 한쪽 귀에서 다른 쪽 귀까지를 기준으로 머리카락을 가로로 나누고, 위쪽 구획의 머리는 머리 꼭대기에 집게핀으로 고정해서 치워 두세요(머리의 구획을 어떻게 나누는지에 대해서는 67쪽 참조).

Step 2 집게핀으로 고정하지 않은 아래쪽 구획의 머리카락에 스프레이 컨디셔너나 엉킨 머리용 제품을 뿌리세요.

Step 3 스프레이를 다 뿌렸으면, 한 손으로 머리카락 끝에 가까운 쪽의 머리카락 한 움큼(3~5cm 되는 구획)을 단단히 잡으세요. 보통은 머리 뿌리에서 시작해서 아래쪽으로 쭉 빗어 내리고 싶은 욕구가 들지만, 이런 방식은 아이가 고통스러울 뿐 아니라 엉킨 매듭을 더 단단히 묶어서 상황을 악화시킵니다(심지어 빗이 머리카락 사이에 박힐지도 몰라요!). 대신, 머리끝에서 시작해서 두피 쪽으로 점점 올라가세요. 한 번에 2~3cm씩 부드럽게 빗어 주세요. 머리카락을 잡을 때 엉킴이 심한 부위 바로 위쪽을 잡으면 두피 쪽이 당겨서 아이가 아파하는 것을 방지할 수 있습니다. 빗어 올라가면서 잡은 손의 위치도 바꾸세요.

Step 4 아래쪽 구획을 끝내고 나면, 위쪽에 고정해 둔 머리를 풀고 같은 방식으로 위쪽 구획도 한 움큼씩 나눠서 빗으세요.

머리 구획은 어떻게 나눌까?

구획 나누기는 아주 중요합니다. 머리카락의 구획을 나누는 것은, 정돈된 구역을 만들어 놓고 체계적으로 스타일링을 해서 전체적으로 깔끔한 헤어스타일을 완성하기 위해서입니다. 머리 전체를 한꺼번에 스타일링하려고 하면 벅차지만, 여러 구획으로 나누면 훨씬 다루기 쉬워지죠. 아래의 설명은 기본적인 구획 나누기라는 사실을 염두에 두세요. 모발 유형이 다르거나 하고 싶은 헤어스타일이 다를 때는 다른 식으로 구획을 나눠야 합니다. 예를 들어 머리를 땋고 싶거나 특정 헤어스타일을 하고 싶다면, 그 스타일에 맞는 구체적인 지시를 따르세요.

준비물
- 빗살 간격이 넓은 빗이나 브러시
- 나비 집게핀
- 촘촘한 빗

Step 1 엉킨 머리카락이 없도록 빗질이나 브러시질을 하세요. 촘촘한 빗을 사용해서, 정수리부터 정가운데를 지나 뒤통수로 내려오게 가르마를 타세요. 한쪽 구획의 머리를 모아서 집게핀으로 고정해서 치워둡니다 (사진 1).

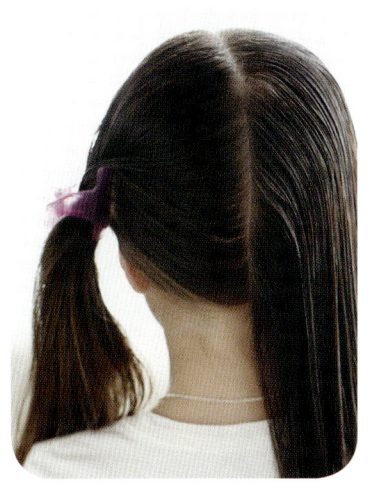
1

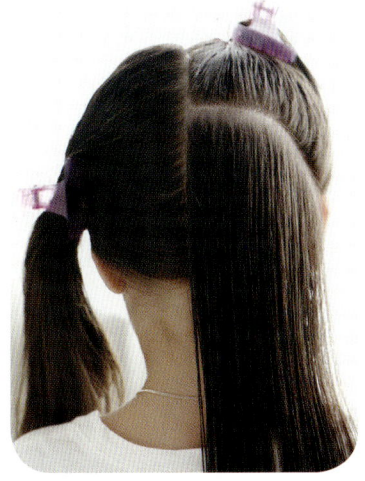
2

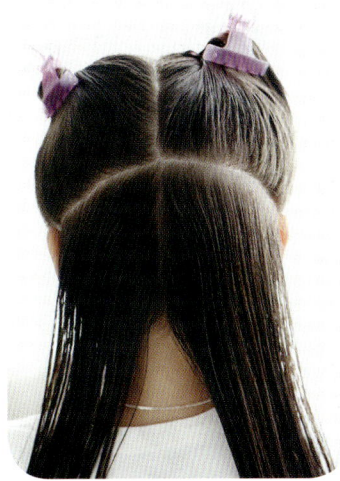
3

Step 2 고정하지 않은 구획의 머리카락의 가운데에서 시작해 귀를 향해 가로로 가르마를 하나 타세요. 위아래로 나뉜 구획이 생깁니다. 위쪽 구획의 머리카락을 집게핀으로 고정하고 아래쪽은 그대로 늘어뜨리세요(사진 2).

Step 3 Step 2와 같은 방법으로 다른 쪽도 구획을 나눕니다(사진 3).

Step 4 정수리 앞쪽 머리를 나눌 때도 같은 방식으로 하세요. 빗으로 정수리에서 시작해 이마 한가운데로 내려오는 가르마를 타고, 귀 위에서 관자놀이를 향해 가로로 가르마를 탄 후에, 위쪽 구획을 각각 부드럽게 비틀어 감아서 집게핀으로 고정하세요.

여름철 헤어 케어

태양과 바다…. 아이들은 좋아하지만, 머리카락은 좋아하지 않습니다. 날이 더운 동안에 어른들은 머리가 건강하고 부스스하지 않도록 무엇이든 하지만, 생각을 해 보면 이 시기에 정작 태양 아래서나 염소 처리한 수영장 물, 짠 바닷물 속에서 더 많은 시간을 보내는 건 아이들입니다. 기온이 높을 때 아이들의 머리카락을 보호할 수 있는 방법 몇 가지를 소개합니다.

- 수영선수들이 쓰는 샴푸가 있습니다. 특히 해독과 세정 기능에 집중해서 만들어진 제품입니다. 염소 성분, 소금기, 다른 오염물을 제거하고 머리가 건조해지는 것을 방지해 주며, 윤기를 되돌려 줍니다.

- 태양의 열기는 두피에서 생산되는 피지를 건조시켜 머리가 부스스하고 잔머리가 솟구치게 만들 뿐 아니라 머리끝도 갈라지게 합니다. 컨디셔너는 머리카락을 코팅해서 더 매끄럽고 빛나게 해 줍니다. 헤어 전용 자외선 차단제처럼 씻어 내지 않아도 되는 컨디셔너 종류는 하루 종일 머리카락을 보호해 주기 때문에 바닷가에 가는 날에 알맞습니다. 심하게 건조하고 잘 엉키거나 숱이 많은 머리라면 컨디셔너를 손바닥에 지름이 1~2cm 정도 되게 짜서 목욕할 때마다 정기적으로 사용하고, 씻어 내기보다는 그냥 두세요.

- 수영을 하고 난 후에 머리를 감을 시간이 없다면, 차가운 물로 머리카락을 헹구세요. 그러면 적어도 화학 물질이나 소금기를 씻어 낼 수 있을 테고, 머리카락 큐티클 층을 납작하게 눕혀 주기 때문에 머리카락에 윤기가 흐르고 덜 부스스해 보입니다.

- 태양 아래에서는 아이 머리에 귀여운 스카프를 둘러 주거나 모자를 씌워 주세요. 스타일리시해질 뿐 아니라 머리카락이나 두피가 볕에 그을리는 것을 막아 줍니다.

- 평소에 아이의 머리에 드라이나 고데기 같은 열기구를 해 주곤 했다면 여름철에는 더 손상되는 것을 막기 위해 잠시 쉬어 주세요. 머리카락은 자연 건조시키고요. 머리가 젖은 상태에서 땋아 주면, 귀찮은 일도 없고 말랐을 때 예쁜 컬이 생깁니다.

- 두피에도 자외선 차단제를 바르는 것을 잊지 마세요. 화상을 입기 쉬운 부위입니다.

겨울철 헤어 케어

우리 어른들은 겨울이 되면 차가운 기온 탓에 일어나는 현상을 대비하기 위해 헤어 케어 방식을 바꾸곤 합니다. 하지만 부모님들 대부분이 아이의 헤어 케어 방식도 바꿀 생각은 미처 하지 못하지요. 날이 추워지면 모발과 두피가 건조해지기 마련입니다. 이를 막으려면, 평소에 머리를 감기던 횟수를 반으로 줄이세요. 그래야 머리카락과 두피의 자연스러운 기름기가 유지됩니다.

실내 온도와 바깥 온도가 크게 차이 나는 것도 머리카락이 건조해지고 정전기가 발생하는 원인입니다. 겨울철에는 한 달에 한 번 정도 트리트먼트를 해 주는 것이 좋습니다. 그냥 평소에 사용하던 컨디셔너를 듬뿍(평소의 2배) 짜서 바르고, 따뜻하게 덥힌 마른 수건이나 샤워캡으로 감싸서 10분간 방치하세요(욕조에서 놀고 있을 때 하면 가장 좋습니다). 수건이나 샤워캡을 벗겨 낸 후에는 잘 헹궈 주세요.

아이 머리를 스타일링할 때는 꼭 무알코올 제품을 쓰세요. 알코올은 머리카락을 건조하게 합니다. 또, 씻어 내지 않아도 되는 종류의 컨디셔너는 머리카락을 촉촉하게 유지하여 잔머리가 뜨지 않게 해 줍니다.

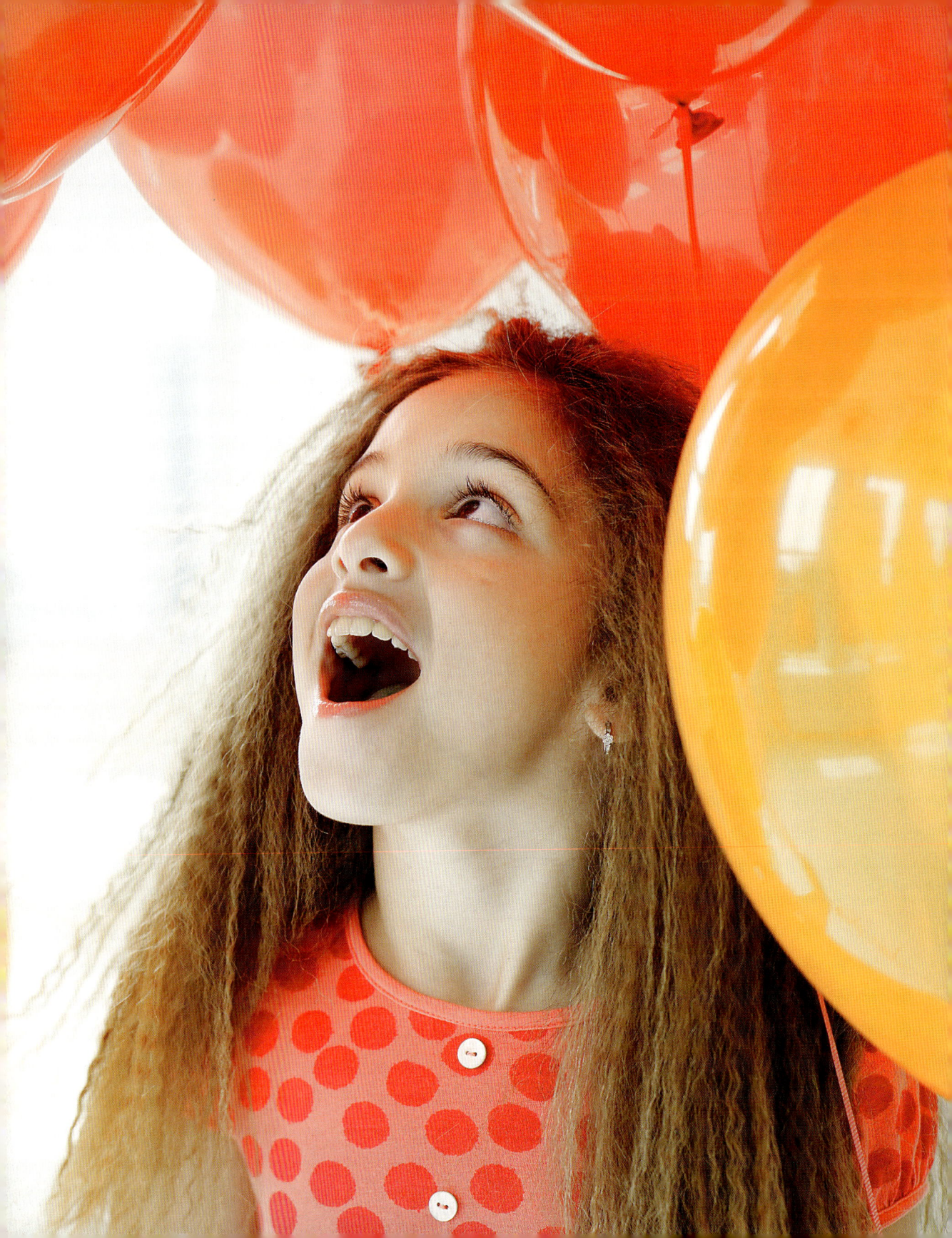

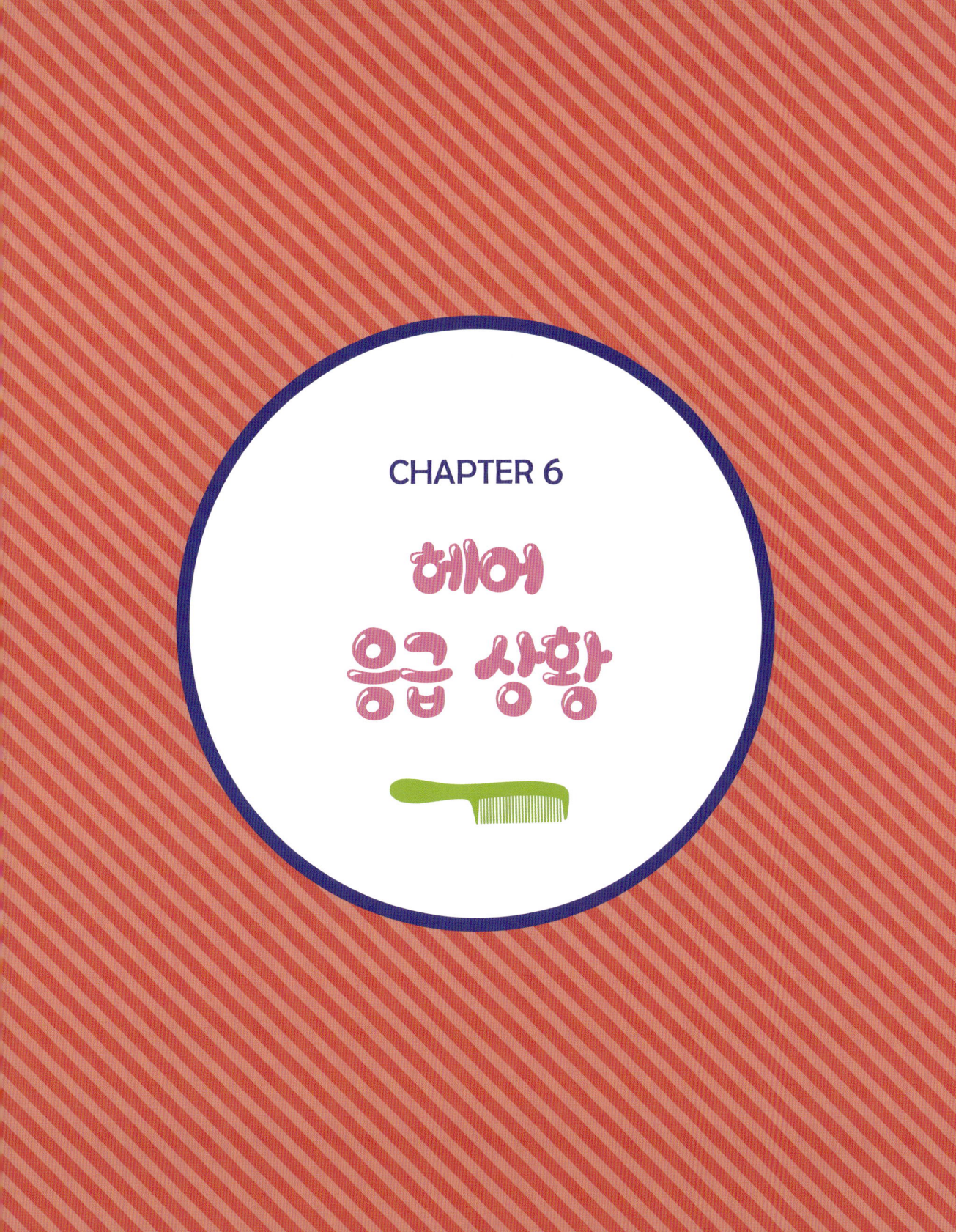

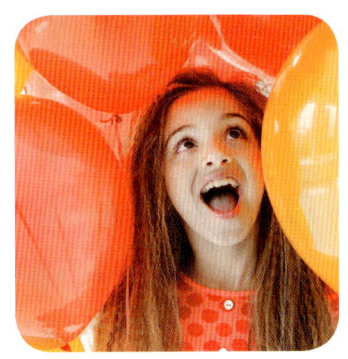

언젠가 한 번쯤은 아이가 무섭고 머리카락이 곤두설 만한 상황을 만들어서 집으로 돌아오는 날이 생길 거예요. 아마 보자마자 겁에 질리겠지만, 아이 앞에서는 침착해 보이도록 노력하세요. 엄마가 겁에 질리면, 아이도 겁에 질립니다. 이 장에 나오는 상황은 누구에게나 일어날 수 있는 흔한 일일 뿐 아니라, 완벽히 고칠 수 있는 것들이랍니다. 심호흡을 하고 페이지를 넘기세요….

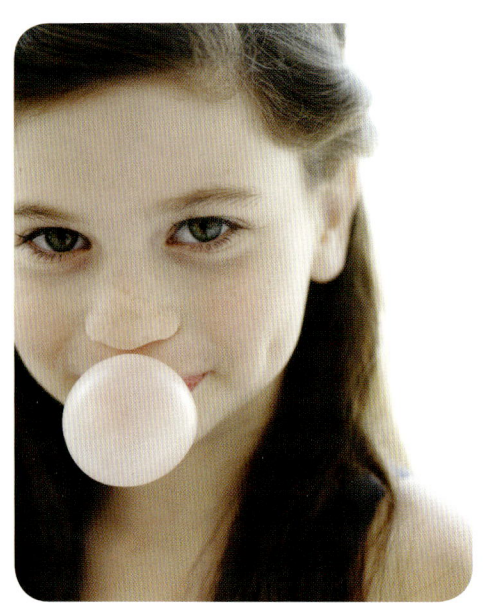

껌이나 찐득찐득한 것

아이의 머리에 껌(또는 다른 끈적끈적한 간식) 한 뭉텅이가 엉겨 붙었습니다. 당황하지 말고, 껌이 붙은 부위에 부드러운 땅콩버터(기름진 제품일수록 좋아요)를 잔뜩 발라 덮으세요. 그리고 부드럽게 머리카락 사이에 손가락을 넣어 쓸어내리면서, 엄지손톱으로 껌을 떼어 내세요. 껌을 제거하는 동안 머리카락이 당기지 않도록, 껌이 붙은 곳 위쪽의 머리를 나머지 한 손으로 들어 올리세요. 머리카락에서 껌이 완전히 제거될 때까지 반복한 다음, 평소처럼 머리를 감기면 됩니다. 해결!

비듬

아이의 어깨 위에 눈처럼 새하얀 부스러기가 보입니다(다른 사람들에게도 보이겠지요). 비듬은 전염되거나 위험하지는 않지만, 좀 가려울 수도 있고 남 보기에 부끄럽기도 합니다. 비듬이 생기는 원인은 다양합니다. 어떤 의사는 비듬이 두피의 세포를 너무 빨리 탈락시키는 균 때문에 생긴다고 합니다. 아니면 자외선에 그을린 두피의 표피가 벗겨지는 중일 수도 있습니다. 건선이나 습진일 가능성도 있는데, 이것들은 유전성입니다.

소아과 의사로부터 위에 열거된 원인 탓이 아니라는 진단을 받은 후라면 단순히 심하지 않은 비듬일 테고, 이런 경우 증상을 완화할 수 있는 몇 가지 방법이 있습니다. 비듬을 없애는 가장 간단한 방법은 머리를 더 자주 감기는 것입니다. 감기기 전에, 두피에서 시작해서 머리끝까지 일정한 힘을 주어서 브러시질을 해 주세요. 비듬을 유발할 수도 있는 두피의 기름기가 머리카락으로 고르게 퍼져서 머릿결이 윤나고 건강해집니다. 만약에 이 방법이 통하지 않는다면, 의사 선생님에게 약용 비듬 샴푸를 써도 되는지 물어보세요. 이 샴푸에는 타르나 살리실산 성분이 들어 있기 때문에, 아이들이 써도 괜찮다고 소아과 의사가 보증하는 제품인지 확인하세요.

정전기 때문에 일어선 머리

머리카락에는 정전기가 잘 일어납니다. 특히 대기가 건조하고 아이가 추워서 모자나 귀마개를 눌러쓰는 겨울철에는 그렇습니다. 아이 머리가 정전기 때문에 삐죽삐죽 일어나거나 바깥쪽을 향해 뻗친다면, 그냥 휴지처럼 뽑아 쓸 수 있게 만들어진 시트형 섬유유연제(건조기용 제품)를 가져다가 머리에 문질러 주면 됩니다. 아니면 가벼운 스타일링 제품을 10원짜리 동전만큼 짜서 바르면 머리를 차분하게 만들 수 있습니다. 곱슬곱슬하거나 컬이 있는 머리라면 물을 뿌리고 매만져 주세요.

모자에 눌린 머리

날이 추울 때 아이들에게는 보온을 위해 모자가 필요합니다. 또는 한여름에 밖에서 뛰어놀 때도 모자가 필요하지요. 하지만 모자를 벗고 나면 머리가 납작하게 눌려 있거나 이상한 자국이 생깁니다. 다시 볼륨감을 주려면, 손끝을 사용해 머리 뿌리 부분을 띄워 주거나, 머리를 거꾸로 뒤집어 브러시로 빗어 주세요.

끝이 갈라진 머리카락

다듬지 않은 채 너무 길게 자라거나 가열해서 쓰는 스타일링 기기를 지나치게 자주 사용할 경우, 머리카락이 손상되고, 건조해지면 머리끝이 갈라져서 부스스해 보입니다. 컨디셔너가 일시적으로 괜찮아 보이게 만들어 줄 테지만(갈라진 머리끝을 풀로 붙이듯), 손상된 머리카락을 복구하지는 못합니다. 최선의 방법은 갈라진 부분이 위로 타고 올라오기 전에 머리끝을 다듬어 주는 것입니다. 머리를 건강하게 유지하려면 정기적으로(4~6주에 한 번씩) 머리카락을 다듬어 주세요.

푸석푸석한 머리

한때는 반짝거리던 아이의 머리카락이 윤기를 잃었습니다. 왜 이렇게 되었는지, 어떻게 된 일인지 알 수가 없습니다. 범인은 아마 갖가지 헤어 제품의 잔여물이 털줄기를 감싸고 있어서 푸석푸석하고 지저분해 보이는 걸 거예요. 세정 기능성 샴푸(62쪽 참조)가 잔여물을 제거하는 데 좋습니다. 일단 윤기가 돌아오고 나면, 반짝임을 유지하기 위해 일주일에 한 번은 사용하세요.

머릿니(이)

부모님들이 두려워하는 단어 하나가 있다면 바로 '머릿니'일 거예요. 아이 머리에 일어날 수 있는 가장 큰 재앙이 아마 머릿니이지 않을까 싶습니다. 많은 부모님들이 이것을 떠올리기만 해도 움찔하면서 어딘가를 긁기 시작합니다. 머릿니는 흔할 뿐 아니라, 한 해에 모든 사회경제적 집단에 속한 수많은 어린이에게 영향을 미칩니다. 대부분의 학교에서는 머릿니 검사를 하고, "자녀에게 머릿니가 있습니다."라는 전화를 받게 되는 일도 흔하지요. 겁내지 마세요. 아마 우리 아이는 이미 자기 머리에 벌레가 있다는 사실 탓에 언짢아하고 있을 테니까요. 또, 머릿니가 있다는 진단이 틀렸을 수도 있습니다. 서캐(이의 알)와 비슷해 보이는 비듬이 있는 경우도 있고, 이미 죽거나 빈 서캐가 두피에 잘못 붙어 있을 수도 있으니까요. 만약에 아이에게 이가 있는 것 같은데 눈으로는 보이지 않는다면, 소아과 의사에게 정확히 진단을 받으세요.

머릿니에 대한 정보
어떻게 생기는 걸까?

5~12세의 아이들은 함께 놀다가 머릿니를 옮습니다. 모자, 헬멧, 옷을 돌려쓰거나 입은 탓에 이 끔찍한 생물이 쉽게 옮아오는 것이지요. 사실 머릿니는 통통 튀거나 날지 못합니다. 머릿니는 기어서, 또 옮은 사람이나 그 사람의 소지품과의 직접적인 접촉을 통해 옮겨 다닙니다. 머릿니는 옮기 쉽고, 특히 집단생활(학교, 어린이집, 잠옷파티, 탈의실, 야영장 등)을 하는 곳에서 이 사람에서 저 사람에게 퍼지는 속도가 빠릅니다.

머릿니가 생기는 것은 청결도와는 무관합니다. 머릿니를 옮았다고 해서 청결하지 못한 것은 아닙니다. 사실, 머릿니는 깨끗하고 건강한 머리를 더 좋아합니다! 머릿니는 머리에서 약 30일간 생존할 수 있고, 기타 환경(베개나 옷)에서는 48시간 정도까지 살아 있습니다.

머릿니를 방지하기 위해 할 수 있는 것은?

최선의 방법은 아이에게 어떻게 해야 옮지 않는지 잘 가르치는 것입니다. 겁은 주지 말고, 그냥 사실을 알려 주세요. 모자, 목도리, 헤어 액세서리, 브러시, 빗 등을 친구들과 돌려쓰지 말라고 가르치세요. 친구들과 변장놀이를 할 때라도 말이죠. 또 아이의 머리가 닿는 곳, 예를 들면 베개, 침낭, 자동차 시트, 헤드폰 등을 자주 세탁하거나 닦는 것도 좋은 방법입니다.

    그밖에, 티트리 오일이 머릿니를 방지하는 데 좋다고 알려져 있습니다. 100% 천연 티트리 오일이 들어간 샴푸나 컨디셔너를 이틀에 한 번 정도 쓰세요. 늘 쓰는 샴푸에 티트리 오일을 섞어서 이틀에 한 번 감겨도 됩니다. 아니면 물에 티트리 오일을 섞어서 분무기에 담은 후에 아이가 외출하기 전 뿌려 줘도 되고요. 베개 커버나 모자, 후드티의 모자 부분에 방지용으로 살짝 뿌려 주는 것도 생각해 보세요.

만약에 옮았다면, 어떻게 알 수 있을까?

머릿니가 옮았을 경우 주요 증상은, 귀 주변, 목덜미, 정수리가 가려운 것입니다. 머릿니가 물어서 그런 것인데, 만약에 아이가 지나치게 많이 긁게 되면 물린 곳에 염증이 생길 수도 있습니다. 염증이 생기면 그 부위가 붉고 딱딱해지고, 심하면 아이 목의 임파선이 부어오를 수도 있습니다(이 경우 항생제가 필요합니다). 하지만 가려워하지 않는 아이도 있는데, 아이의 피부가 얼마나 이에 민감한지에 따라 다릅니다. 어떨 때는 머릿니를 옮은 아이가 긁기 시작하기까지 몇 주가 걸리기도 합니다. 증상이 나타나지 않더라도, 아이의 머리를 정기적으로(적어도 일주일에 한 번) 검사하는 것이 좋습니다. 특히나 발견하기 어려운 해충이기 때문에 더 그렇습니다. 만약에 같은 반이나 학교에 머릿니를 옮은 아이가 생기면, 검사를 더 면밀히 하세요.

    머릿니는 참깨 정도의 크기에 옅은 갈색입니다. 서캐는 매우 작고(설탕 알갱이 크기), 흰색이나 회색의 알이며, 털줄기 한쪽에 붙어서 잘 떨어지지 않습니다. 잘 떨어지지 않는다는 점이 비듬, 혹은 헤어 제품 잔여물과 다른 점입니다.

아이의 머리를 면밀히 검사할 때는 다음의 단계를 거치세요. 돋보기로 밝은 불빛 아래에서 보면 서캐를 찾기가 더 쉽습니다. 하지만 머릿니는 불빛을 비추면 달아나서 수색이 어렵습니다.

- 머리카락을 뒤통수 쪽에서 세로로 좌우 구획을 나누어서 두피를 잘 볼 수 있게 하세요.

- 살아 있는 머릿니와 서캐를 같이 찾으세요. 서캐는 물방울 모양에 유백색으로 빛나고, 늘 털줄기 한쪽에만 붙어 있습니다.

- 귀 뒤쪽의 머리카락을 세로로 갈라 살핀 후에는 가로 방향으로도 구획을 나누어 살피세요.

- 만약에 서캐를 발견했다면 손가락으로 머리카락을 쓸어내리세요. 서캐라면 조개껍질처럼 단단하게 느껴지며 움직이지 않습니다. 털줄기에 풀로 붙인 것처럼 밀착된 느낌입니다.

의심스러운 것을 발견했다는 생각이 드는데 머릿니나 서캐가 맞는지 100% 확신할 수 없다면, 아이를 데리고 소아과를 방문하세요.

머릿니 처치하기

가장 효과적인 치료법은 머릿니 전용 빗(빗살 사이가 매우 촘촘한 빗, 참빗)과 컨디셔너를 이용해 일일이 공들여 머릿니를 제거하는 전통적인 방법입니다. 번거롭지만 아이의 두피에 해롭지 않게 머릿니를 없애는 가장 좋은 방법입니다. 또 머릿니를 제거하는 의약품도 있습니다. 이 경우는 의사에게 조언을 받는 것이 좋습니다. 머릿니가 다 죽은 다음에는, 인내심 있게 꼼꼼히 머릿니 전용 빗으로 서캐를 제거해 주세요.

머릿니를 치료하는 데는 머리를 청결하게 하는 것만이 문제가 아니라는 사실을 기억하세요. 아이가 쓰는 빗과 브러시를 뜨거운 물(적어도 50도 이상)에 5~10분 동안 담가 구제해 주어야 합니다. 침대 시트나 이불 커버, 옷, 헝겊 인형 등의 다른 물품도 뜨거운 물(50도)에 세탁하고 고열로 건조해 주어야 하고요. 빨 수 없는 의류나 물품은 드라이클리닝하거나 비닐팩에 2주 동안 밀봉해 두세요. 바닥과 가구는 진공청소기로 청소하고, 특히 지난 48시간 동안 아이가 앉거나, 놀거나, 누웠던 곳은 특별히 신경 쓰세요. 머릿니는 일단 두피에서 떨어지고 나면 이틀 이상 살지 못합니다. 마지막으로, 다른 가족들의 머리를 검사하는 것을 잊지 마세요. 아이의 머릿니 치료가 끝난 지 일주일이 지났다 해도, 모두 깨끗한지 검사해야 합니다.

Dear 코지

우리 딸이 캠프에서 밤을 보내고 나서 머릿니를 옮아왔어요. 다른 형제자매 둘과 우리 부부도 머릿니 치료가 필요할까요?

딸아이에게 머릿니가 있다고 해서 온 가족에게 있는 것은 아닙니다. 특히 재빠르고 효과적으로 머릿니를 치료했다면 더 그렇지요. 매일 또는 매주 모두의 머리를 검사하고, 확실히 머릿니를 옮았다고 확인된 사람만 치료해야 해요.

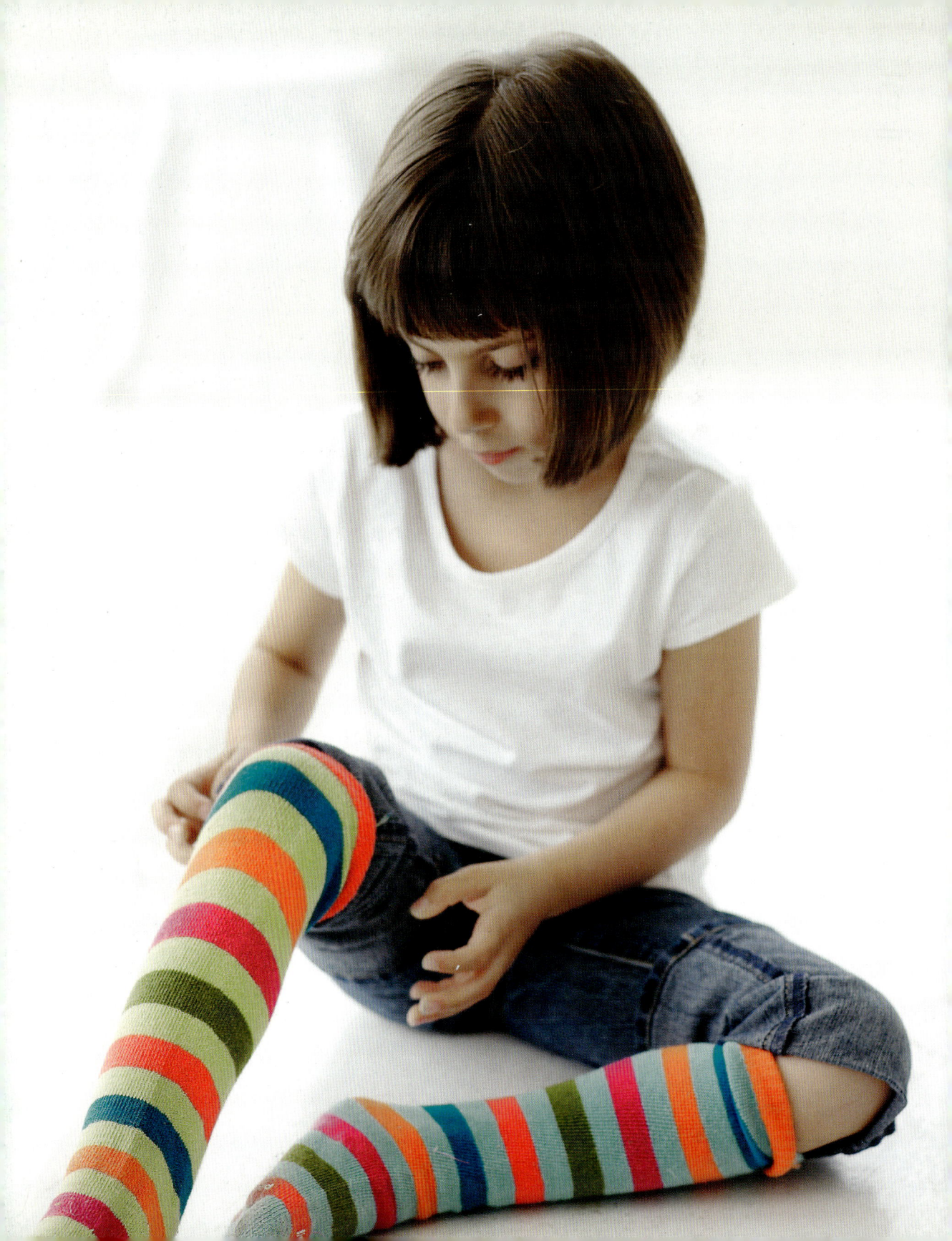

CHAPTER 7
여자아이를 위한 예쁜 커트

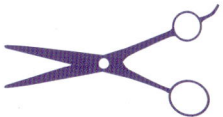

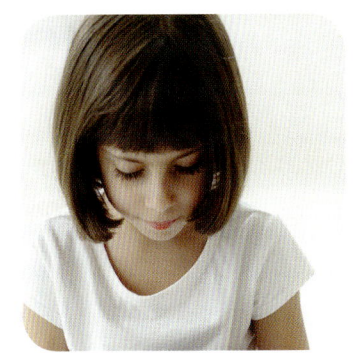

다른 사람의 손에 편안히 머리를 맡기는 정도가 되려면 시간과 대화가 필요합니다. 아이의 경우도 마찬가지입니다. 딸아이들도 스타일리스트가 머리를 다 만져 주고 나면 머리가 어떻게 될지 걱정스러울 것입니다. '머리가 제대로 나올까?', '너무 짧지는 않을까?' 하면서요. 엄마와 딸 모두 원하는 결과를 얻을 수 있는 방법이 몇 가지 있습니다. 어떤 헤어스타일을 할지 정하기 전에 해야 할 숙제가 있습니다. 육아 잡지나 청소년 잡지에서 엄마와 아이가 마음에 드는 헤어스타일 사진을 여러 개 오려서 스타일리스트에게 보여주세요(지금 보고 있는 이 책을 참고용으로 가져가도 괜찮습니다). 사진 한 장은 천 마디의 말을 전하는 법입니다. 사진 하나에서 전체적인 모양과 앞머리 모양을 참고하고, 다른 사진에서 머리 길이를 참고하고, 옆머리는 다른 사진의 것을 참고하는 거예요. 그러고는 그런 스타일이 가능할지 스타일리스트의 의견을 물으세요. 물론 아이의 의견도 넣는 것을 잊지 마세요. 아이가 어떤 헤어스타일이 마음에 들고, 마음에 들지 않는지를 얘기하다 보면 마음도 편안해지고 함께 결정한다는 느낌이 들 거예요.

어떤 스타일을 원하는지 고를 때는 실현 가능한지도 생각하세요. 딸은 곱슬머리인데 생머리 헤어스타일을 고르면 안 되겠죠? 스타일리스트가 아무리 실력이 좋아도 기적을 낳지는 못한답니다! 만약에 정확히 마음에 드는 스타일이 실린 사진을 찾지 못했다면, 어떤 것을 원하는지 목록을 만들어 보세요. 모양을 자유자재로 바꿀 수 있는 스타일? 깔끔하고 깨끗하며 관리하기 쉬운 스타일? 아니면 아이의 입학식을 위해 조금 성숙해 보이는 스타일? 원하는 이상적인 스타일을 묘사하는 형용사도 몇 개 적어 보세요. 귀엽다, 단순하다, 부드럽다, 앙증맞다 등으로 말이에요.

미용실에 도착하면 아주 구체적으로 말하세요! '다듬다'랑 '자르다'는 사람에 따라 다른 의미로 받아들일 수 있습니다. "우리 딸 머리 좀 다듬어 주세요." 하는 대신에, 머리가 아직 젖지 않은 상태에서 자르고 싶은 머리 길이나 자르고 났을 때의 길이를 손가락으로 보여 주세요(아래 '2~3cm는 얼마만큼?' 참조). 평소에 머리 손질을 어떻게 하는지 스타일리스트에게 이야기하고 어떤 결과물을 원하는지 이해시키세요. 아침마다 아이 머리에 20분간 드라이를 하고 싶으세요, 아니면 재빨리 브러시질만 해서 보내고 싶으세요? 또, 아이 머리를 손질할 때 까다로운 점이 있는지도 알려 주세요. 스타일리스트가 머리를 어떻게 자르는지에 영향을 미칠 수도 있고, 필요한 조언을 들을 수도 있습니다. 머리를 자르기 전에, 스타일리스트에게 어떤 헤어스타일을 할 건지 다시 한 번 말해 달라 부탁하고, 서로 같은 생각을 하고 있는지 확인하세요.

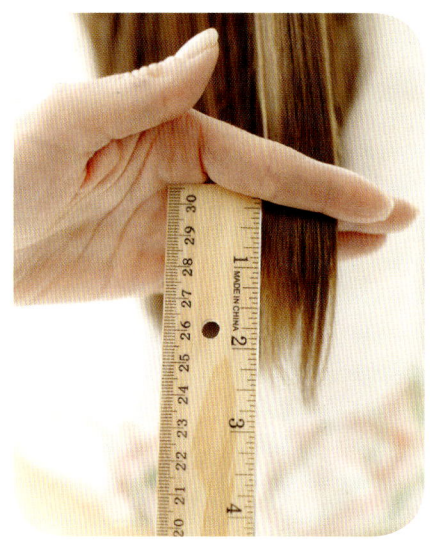

2~3cm는 얼마만큼?

얼마나 잘라 내야 할지 말할 때는 자에 새겨진 숫자를 이야기하지 말고, 직접 손가락을 이용해 잘라 내야 할 길이를 보여주세요.

얼굴형에 어울리는 커트

헤어스타일리스트라면 누구나 아는 비밀이 있습니다. 모발의 유형이 아니라 얼굴형이야말로 어떤 커트 스타일이 어울릴지 결정하는 최고의 가이드라는 것! 아이 얼굴형이 어떤지 분명하지 않다면(애매한 경우도 있습니다), 머리를 뒤로 묶고 거울을 보게 한 다음, 거울에 비친 얼굴의 헤어라인과 턱선을 아이라이너로 거울 위에 바로 그려 보세요. 아이의 얼굴형은 자라면서 바뀐다는 사실을 염두에 두세요.

타원형 얼굴 길이가 얼굴 너비의 1.5배 정도인 얼굴형입니다.
추천 커트 다양한 스타일링이 가능한 얼굴형입니다. 어떤 커트 스타일이라도 예뻐 보일 거예요.
최악의 커트 얼굴로 흘러내려서 얼굴형을 가리는 무거운 앞머리나 샤기 스타일

둥근형 길이와 너비가 비슷한 얼굴형입니다. 웃을 때 광대 부분이 올라오거나 턱선이 둥글 확률이 높습니다.
추천 커트 정수리 부분을 강조한 풍성한 스타일, 귀엽게 바깥쪽으로 뻗치는 스타일, 머리카락 사이로 이마가 보이는 가벼운 앞머리, 눈썹까지 내려오는 앞머리가 잘 어울립니다.
최악의 커트 턱에 닿는 길이의 둥근 단발머리(보브헤어)는 얼굴을 더 넓어보이게 합니다.

하트형 광대뼈가 있거나, 이마가 넓고 끝으로 갈수록 갸름해지는 작은 턱을 가진 얼굴형입니다.
추천 커트 턱에 닿는 길이의 둥근 단발머리(보브헤어). 특히 찰랑거리는 스타일이 멋진 광대뼈를 돋보이게 해 줍니다. 옆가르마 스타일이나 한쪽으로 쏠린 앞머리도 잘 어울립니다.
최악의 커트 너무 짧은 머리는 턱이 더 뾰족해 보이게 합니다.

사각형 이마의 너비와 턱의 너비가 비슷합니다(넓고 반듯한 이마와 각진 턱).
추천 커트 각진 얼굴을 부드럽게 해 주는 스타일이라면 뭐든지 좋습니다. 부드러운 웨이브, 가볍게 낸 층이나 앞머리, 짧거나 중간 길이의 머리가 최고입니다.
최악의 커트 너무 곧게 편 머리나 찰랑거리는 머리, 지나치게 수수한 머리

기본 앞머리

어린 여자아이들은 앞머리가 있는 것을 좋아합니다. 하지만 부모님은 늘 머리가 눈에 닿아 찌를까봐 걱정이지요. 하지만 자주 다듬어 주면 문제없습니다. 앞머리는 자유자재로 변형이 가능하기 때문에 기본 헤어스타일에 매력을 더할 수 있습니다. 뒤로 넘기거나 옆으로 넘겨도 되고, 일자로 잘라도 되고, 끝이 고르지 않게 잘라도 됩니다. 아니면 앞으로 몇 가닥만 느낌 있게 늘어뜨려도 되지요. 단, 한번 자르면 한동안 앞머리를 유지해야 한다는 사실만 염두에 두세요.

앞머리는 어떤 모발 유형에든 알맞습니다. 반 곱슬머리나 곱슬머리라 해도요. 하지만 아이의 머리나 피부가 지성이라면 앞머리가 닿는 이마에 여드름이 날 수도 있으니 하지 않는 게 좋습니다.

일자 앞머리 눈썹 바로 위, 정확하게 일자로 가로지르는 선을 따라 자릅니다.

옆으로 넘긴 앞머리 앞머리를 길게, 또는 짧게 잘라 이마를 가리는 대신에 얼굴 한쪽으로 흘러내리듯이 쓸어 넘깁니다.

숱을 친 앞머리 다른 앞머리보다 가볍고 풍성해 보입니다. 서로 다른 길이로 자르기 때문에 마치 깃털처럼 살짝 삐죽삐죽해 보이고 끝으로 갈수록 숱이 적어 보입니다. 이마를 덮어도 되고, 옆으로 흘러내리게 해도 됩니다. 숱을 친 앞머리는 어떤 모발 유형에나 알맞습니다. 숱이 많다면 숱을 쳐냄으로써 앞머리가 덜 둔해 보입니다. 숱이 적은 사람에게는 좀 더 풍성해 보이는 효과를 줍니다.

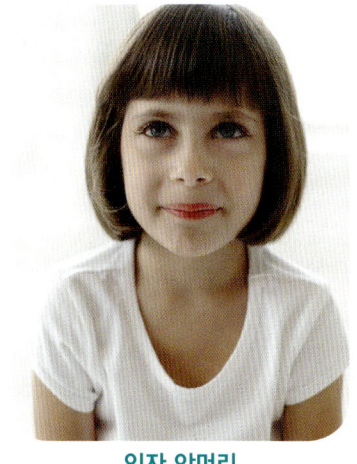

일자 앞머리

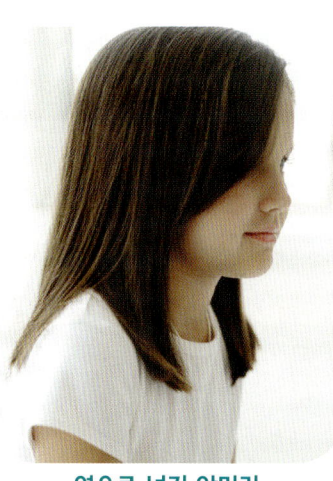

옆으로 넘긴 앞머리

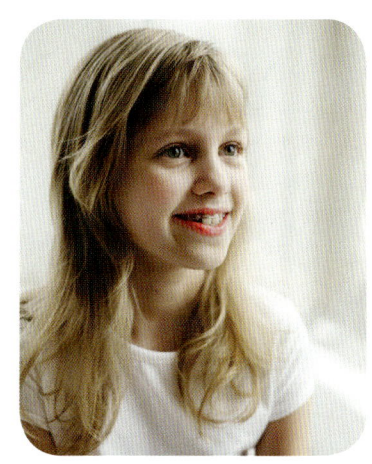

숱을 친 앞머리

> **Dear 코지**
> 우리 딸이 앞머리를 내려달라고 그렇게 조르더니, 지금 내린 지 한 달밖에 안 됐는데 벌써 싫어하네요. 어떻게 해야 빨리 기를 수 있을까요?
>
> 안타깝지만 앞머리를 없애는 즉각적인 방법이나 쉬운 길은 없습니다. 두 분 다 인내심을 가져야 해요. 앞머리가 영원한 것은 아니니, 결국엔 '꼭' 자라게 됩니다. 하지만 자라는 동안 머리가 좀 어색해 보이는 기간이 있기는 하겠지만요. 앞머리를 뒤로 넘겨 귀엽고 예쁜 액세서리로 고정해 주면 시선을 분산시킬 수 있고 문제도 감출 수 있습니다. 앞머리가 완전히 자라려면 6개월에서 1년이 걸릴 테지만, 따님과 어머니 두 분 다 앞머리가 자라는 동안 하게 될 다른 스타일이 의외로 마음에 들지도 몰라요. 예를 들면 옆으로 넘긴 앞머리처럼요(86쪽 참고). 앞머리를 기르는 동안 어색하지 않게 보이려면 전문 스타일리스트와 상담해서 조언을 받으세요.

헤어 커트 DIY

아이의 머리를 직접 자르면 시간과 돈이 절약되지요. 기본적인 앞머리나 평범한 머리 다듬기는 집에서 할 수 있을 정도로 간단합니다. 생머리가 곱슬머리보다는 자르기 쉬워요. 심한 곱슬머리인 경우 제대로 모양을 잡기 위해 전문가가 필요합니다. 하지만 한번 시도해 보고 싶다면, 아이가 헌 티셔츠를 입었는지 확인하고(바로 세탁기에 넣을 수 있도록) 가운으로 감싸세요. 대부분 청소하기 쉽도록 욕조 안에서 머리를 자르지만, 미끄러운 욕조 안에서는 아이를 제어하기 쉽지 않습니다. DVD를 틀어놓고 그 앞에 앉히는 편이 더 쉽습니다(비디오게임, 책, 장난감 등도 좋습니다).

머리가 말라 있을 때 길이를 정해야 합니다. 아이가 다른 곳에 관심을 돌릴까 걱정되더라도 서두르지 마세요. 이 과정을 소홀히 하면 실수를 할 확률이 높습니다(머리는 한번 자르면 다시 붙일 수 없어요!). 잘라내고 싶은 길이보다 덜 자른다고 생각하세요. 덜 자른 머리는 언제든 더 자를 수 있으니까요. 다 자르고 나면, 꼼꼼히 자른 부분을 점검하세요. 머리를 빗어서 머리끝 선이 똑바른지 보고, 혹시 잘리지 않은 가닥이 있으면 다듬어 주세요. 또, 아이가 갑자기 몸을 움직일지도 모른다는 사실을 염두에 두고 준비해야 합니다. 가위를 어디에 갖다 대는지에 주의를 기울이고, 빗이나 가위, 면도날 등이 아이 눈 가까이 가지 않게 주의하세요. 만약에 앞머리처럼 눈 가까이에 있는 머리카락을 자른다면, 아이에게 자르는 동안 절대 꼼짝하면 안 된다고 주의를 주세요.

젖은 채로? 아니면 마른 채로?

머리는 젖었을 때 자르든 말랐을 때 자르든 상관없습니다. 스타일리스트들은 대부분 선호하는 쪽이 있습니다. 어떤 사람들은 앞머리나 머리 몇 가닥을 재빨리 자를 때는 머리가 말라 있는 편을 좋아합니다. 머리가 어디까지 자연스럽게 흘러내리는지 볼 수 있기 때문이지요(머리가 젖으면 무거워져서 말라 있을 때보다 길어 보입니다). 한편, 젖은 머리는 서로 달라붙기 때문에 정확히 커트를 해야 할 때 다루기 쉽습니다(조금만 자르더라도 가윗날이 미끄러지지 않아요). 그래서 많은 부모님들이 머리가 젖었을 때 더 자르기 쉽다고 생각합니다. 단, 머리는 축축한 정도여야지 물이 뚝뚝 흐를 정도로 적시는 게 아닙니다.

알맞은 가위

만약에 집에서 머리를 자르기로 했다면, 미용용품점에서 좋은 커트용 가위나 미용 전문가용 가위를 장만하세요. 가윗날이 13~15cm 정도 되는 것이 가장 알맞습니다. 손톱 손질용이나 재봉용 가위는 절대 쓰지 마세요! 커트용 가위의 날은 머리카락을 깔끔하게 자르기 좋은 각도로 되어 있습니다. 다른 가위는 머리카락을 밀어내서 뭉치게 만듭니다. 즉, 자르고 났을 때 비뚤어져 있지요. 또한 가위를 제대로 관리하세요. 쓰고 난 후에는 흠집이 나거나 휘어지지 않도록 부드러운 천으로 닦아서 가위집이나 케이스에 보관하세요.

일자 앞머리

다른 종류의 앞머리에 대해서는 91쪽 '응용하기'에 나와 있습니다.

준비물
- 아이의 몸을 덮어씌울 망토나 가운
- 머리 자를 때 의자 밑에 깔았다가 바로 버릴 수 있는 신문지(혹은 쓰레기봉투, 비닐 식탁보)
- 빗살 간격이 넓은 빗
- 분무기
- 빗살 간격이 촘촘한 빗
- 커다란 나비 집게핀 여러 개
- 미용 가위

Step 1 빗살 간격이 넓은 빗으로 가운데에 가르마를 타서 반으로 가르세요.

Step 2 분무기로 가볍게 물을 뿌리고 엉킨 부분이 없도록 빗어 내리세요.

Step 3 헤어라인(이마와 머리카락의 경계선)의 한가운데에서 정수리 방향으로 2~3cm 올라간 지점을 꼭짓점으로 잡고, 양쪽 눈썹 옆의 헤어라인까지 선을 그어서 머리카락을 삼각형의 구획으로 나누세요(사진 1). 나머지 머리는 집게핀으로 집어서 뒤쪽으로 고정하세요. 만약에 아이의 머리숱이 적다면, 헤어라인에서 2~3cm가 아니라 1~2cm만 올라간 지점에서 시작하는 게 좋습니다.

Step 4 구획을 나눈 앞머리를 얼굴 쪽으로 빗어 내리세요.

Step 5 손가락으로 가운데에서 너비가 2~3cm 되는 만큼 앞머리를 잡아서 검지와 중지 사이에 끼워 눈썹 아래쪽으로 코를 향해 잡아당기세요(사진 2). 머리를 비틀지 말고 느슨하게 잡으세요. 팽팽하게 당기면 자른 다음에 생각보다 짧아집니다. 아이에게 머리카락이 눈에 들어가지 않도록 눈을 감으라고 하고, 다른 한 손으로 가위를 쥐고 손가락으로 잡은 부분 바로 아래를 똑바로 자르세요.

Step 6 가운데에 자른 부분의 길이를 기준으로 삼아 Step 5를 반복하세요**(사진 3)**. 머리카락을 당길 때는 옆으로가 아니라 가운데로, 아래를 향해 당겨야 합니다. 그러지 않으면 앞머리에 굴곡이 생깁니다.

Step 7 앞머리가 다 마른 다음에 잘 잘렸는지 확인하고, 필요한 부분이 있으면 한 번 더 매만지세요.

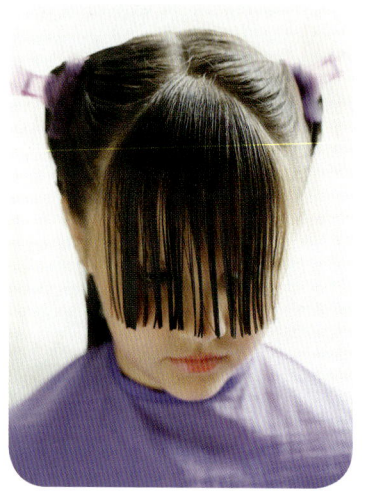

1

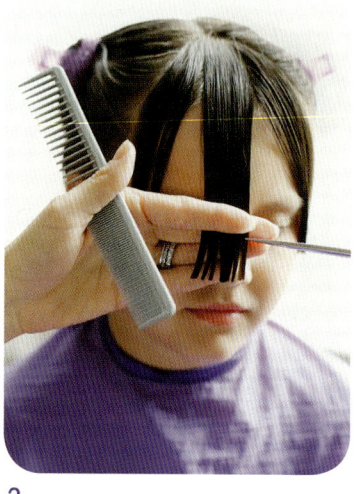

2

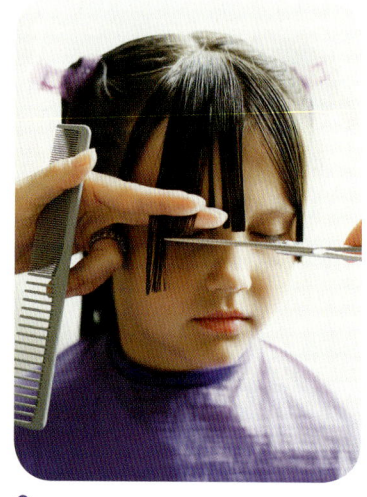

3

응용하기

앞머리를 살짝 층을 내어 자르고 싶으면, 먼저 일자 앞머리 자르는 방법대로 자른 다음에, 머리를 수직으로 위로 빗어서 세운 후에 한 번 더 다듬어 주세요. 다듬을 때는 가장 짧은 머리를 기준으로 삼으세요.

뻬죽뻬죽한 앞머리를 만들고 싶으면, 일자 앞머리를 자른 다음에 머리끝에서 2~3cm 정도 올라간 부분을 검지와 중지 사이에 끼워서 들어 올리세요. 다른 손으로 가위를 쥐고 가위를 가로가 아니라 수직으로 세워서 잡고, 가위 끝부분만 이용해서 머리끝을 3~5mm 길이의 작은 V 모양이 여러 개 생기도록 잘라 주세요. 그러면 끝이 들쭉날쭉해집니다.

얼굴 주변을 둥글게 감싸는 둥근 앞머리(가운데가 짧고 옆쪽이 더 긴 형태)를 자르고 싶으면, 앞머리의 가운데를 우선 일자 앞머리로 자르세요. 옆쪽을 자를 때는 머리를 아래쪽으로 똑바로 당기지 말고 코를 향해 살짝 각도를 주어 당긴 후에, 먼저 자른 부분과 길이가 맞도록 똑바로 자르세요. 머리를 당겼던 손가락을 놓으면 관자놀이 쪽의 앞머리 양쪽이 살짝 길게 떨어집니다.

일자 커트

머리끝까지의 길이가 일정한 커트입니다. 준비물은 '일자 앞머리'와 같습니다.

Step 1 머리에 분무기로 물을 뿌리고 엉킨 부분이 없도록 빗어 주세요. 67쪽의 설명대로 머리에 구획을 나누세요. 아래쪽의 두 구획이 기준입니다. 아래쪽 머리를 자르고 난 다음에, 다른 구획의 길이도 여기에 맞춰 나갈 거예요.

Step 2 아이가 아래쪽을 보고 있는지 확인하세요. 무릎을 내려다보고, 턱은 살짝 당겨야 합니다. 머리가 긴 여자아이의 경우에는 매우 중요한 부분입니다. 자세를 잘 잡아야 머리 자르기 좋은 각도가 되어서 아래쪽의 머리가 위쪽보다 길어지는 것을 막을 수 있습니다. 또, 머리를 자르는 내내 이 자세를 유지해야 머리카락이 가지런하게 잘립니다. 자를 때는 머리를 2~3cm 너비로 쥐어서 빗어 내리고 검지와 중지 사이에 끼우세요. 손가락은 잘라 내고 싶은 부분의 바로 위에 놓아야 합니다(**사진 1**). 가위는 똑바로 대고, 머리카락은 팽팽하게 당기세요. 그리고 자를 때는 머리카락을 사이에 끼운 손가락을 기준으로 바로 밑에 가윗날을 대고 똑바로 자르세요.

Step 3 먼저 자른 가운데 부분의 길이를 기준으로 삼아 옆쪽도 자릅니다. 머리카락을 한 번에 조금씩 Step 2와 같은 방법으로 잘라서, 먼저 자른 부분의 길이와 모두 같아지도록 합니다**(사진 2)**.

Step 4 아래쪽 두 구획을 다 자르고 나면, 집게핀으로 고정되어 있는 위쪽에서도 2~3cm 너비의 머리카락을 갈라내어서 같은 방법으로 자르세요. 한 번에 2~3cm 너비씩 전부 자르세요**(사진 3)**. 새로운 구획을 풀어 내릴 때는 머리를 빗고 나서 앞서 자른 구획의 길이와 맞추면 됩니다. 옆머리를 자르기 전에는 귀 뒤로 넘겨서 빗지 말고, 똑바로 바닥을 향해 빗어 내리세요.

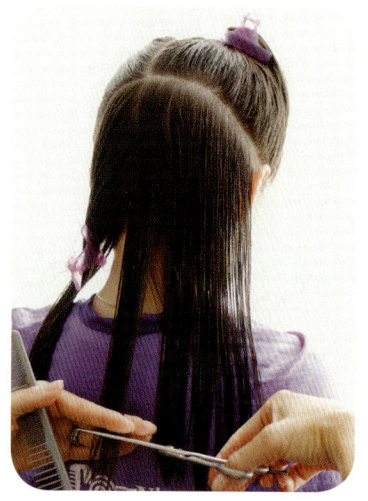
1

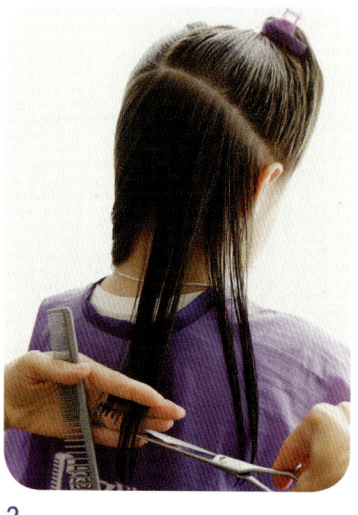
2

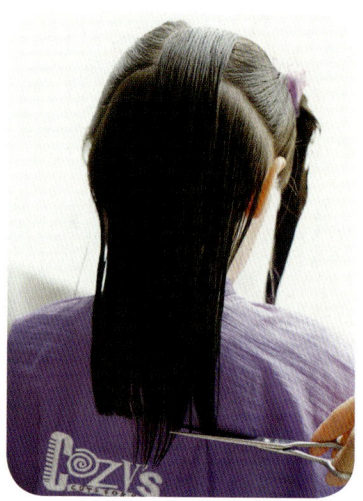
3

응용하기

곱슬머리를 자르는 것은 조금 더 어렵습니다. 곱슬머리는 자르고 나면 다시 말려 올라가, 생각했던 것보다 길이가 훨씬(6~7cm까지) 짧아지기 때문이지요. 자를 때는 머리카락을 곧게 당기기 때문에 더 그렇습니다. 머리가 얼마나 짧아질지 대충이라도 예상하려면, 머리가 말랐을 때와 젖었을 때 모두 다 재 보는 것이 좋습니다. 그래야 얼마나 잘라야 할지 알 수 있습니다. 생각과는 달리 아주 조금만 잘라도 되는 경우가 있어요!

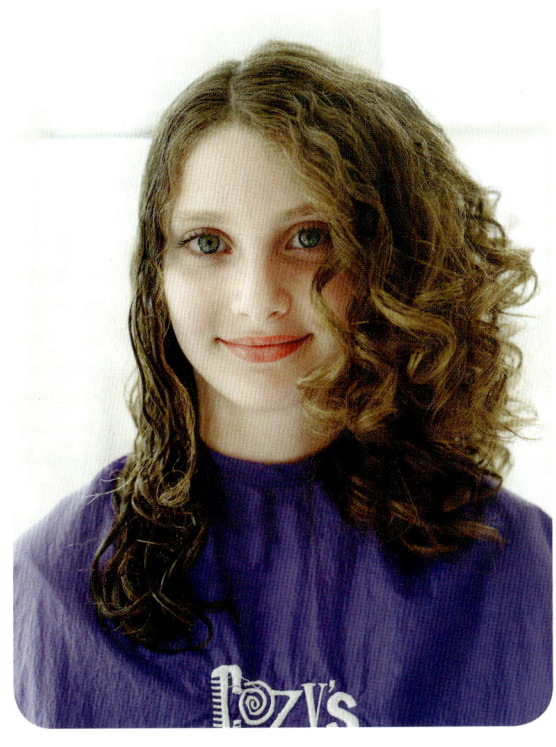

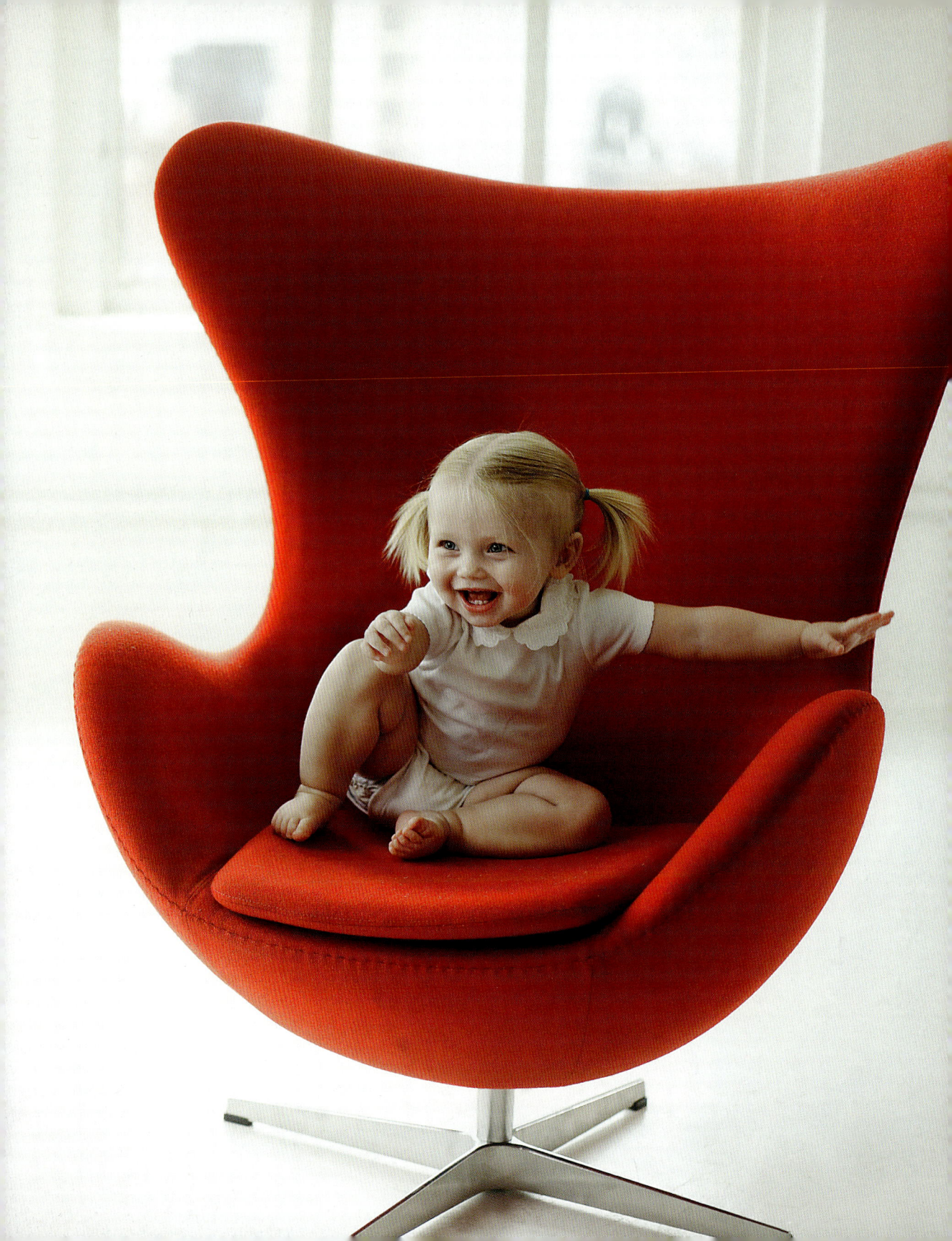

CHAPTER 8
아기 헤어 관리

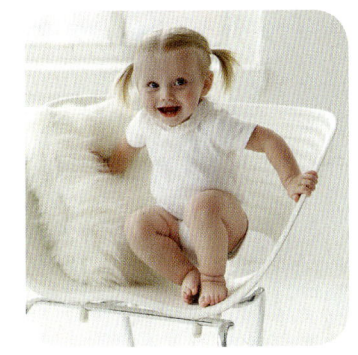

　아기는 태어나고 1년 남짓 머리카락이 거의 없는 '대머리(101쪽 참조)' 상태를 유지합니다. 하지만, 나중에 건강한 모발이 자랄 수 있도록 두피를 깨끗하게 관리해 주는 것은 아주 중요합니다.

　아기의 머리를 관리할 때는 아기를 보살피는 것과 똑같이 부드럽고 섬세하게, 다정히 보살피면 됩니다. 아기 머리를 감기거나 빗어 줄 때는 정수리의 부드러운 부분에는 압력을 주지 않도록 하세요. 대부분의 아기와 만 5세까지의 유아는 두피가 민감합니다. 아기나 유아의 머리를 씻길 때는 아주 천천히, 부드럽게(손톱으로 북북 긁으면 안 됩니다) 해 주세요. 또, 그리 자주 머리를 감길 필요도 없습니다. 필요할 때(기름져 보이거나, 더럽거나, 음식물 같은 것이 묻었을 때)만 해 주면 됩니다.

많은 소아과 의사들은 생후 1년 동안은 아기 전용 샴푸(라벨에 '베이비 샴푸'라고 쓰여 있는 것을 찾으세요)를 쓰는 것을 권장합니다. 대부분의 어른용 헤어 케어 제품에 방부제로 들어가는 황산염이 베이비 샴푸에는 들어 있지 않아 눈에 들어가도 따갑지 않습니다. 또, 베이비 샴푸에는 더 순한 세정제가 들어 있고, pH 농도가 중성에 가깝기 때문에 아기의 민감한 두피에 좋습니다.

머리를 감긴 다음에는 수건으로 부드럽게 닦아 말려 주고, 브러시질을 할 만큼 머리가 길다면 아기 전용 브러시(두피에 상처를 입히지 않는 부드러운 털로 되어 있습니다)로 머리를 정돈해 주세요.

생애 첫 헤어 커트

아이가 처음으로 머리를 자른다는 것은 아이의 성장에 있어서 아주 의미 있는 '사건'입니다. 육아 관련 책마다 이 사건을 빠짐없이 다루는 데에는 바로 이런 이유가 있지요. 처음으로 머리를 자르는 시기는, 머리가 자라 아이의 눈에 닿거나, 뒷머리가 자라 거슬리거나, 옆쪽의 머리가 길게 자라 날개처럼 펄럭일 때입니다. 하지만 아이의 머리가 좀 더 길게 자랐으면 하는 마음에, 머리 자르는 시기를 미루는 부모님도 많아요. 사실, 끝을 약간만 다듬어 주기만 해도 숱이 많아 보여, 머리가 훨씬 건강하고 깔끔해 보입니다.

하지만 새로운 경험이 으레 그렇듯, 처음으로 머리를 자르는 일은 어린 아이에게는 두렵게 느껴질 수 있습니다. 어떤 두 돌짜리 아이는 엄마에게 머리카락을 자르면 손가락처럼 피가 나는지 물었답니다. 아이의 두려움을 없애고 즐겁게 만들어 주기 위해 할 수 있는 것은 많이 있습니다.

익숙함은 무엇이든 덜 두렵게 만들어 줍니다. 엄마가 머리를 자를 때 아이를 데려가세요. 어떤 과정으로 진행되는지 미리 지켜보면, 자기 차례가 왔을 때 겁을 덜 먹습니다. 머리를 자를 때가 되면, 미용실 예약을 한 날 하루 전에 아이를 데려가서 구경시켜 주세요. 다른 아이들이 머리를 자르는 모습을, 그리고 씩씩하게 '살아남는' 모습을 보여주어서 겁먹을 필요가 없다는 걸 알려 주면 좋습니다. 인형으로 미용실 놀이를 할 수도 있습니다. 아이가 스타일리스트 역할을 하면서 인형 머리를 바꿀 수 있게 해 주세요!

재미있는 말도 두려움을 없애는 데 도움이 됩니다. 머리를 자른다는 이야기를 할 때, '다듬다'나 '스타일을 바꾸다'라는 말을 쓰는 게 좋을 거예요. '자르다'는 늘 부정적인 맥락에서 나오는 단어이기 때문에 무섭게 느껴질 수 있습니다. 아이들이 무서워하는 도구에도 별명을 붙여 보세요. 예를 들면 헤어드라이기는 '바람 기계', 가위는 '싹둑이'라고 부르면 어떨까요?

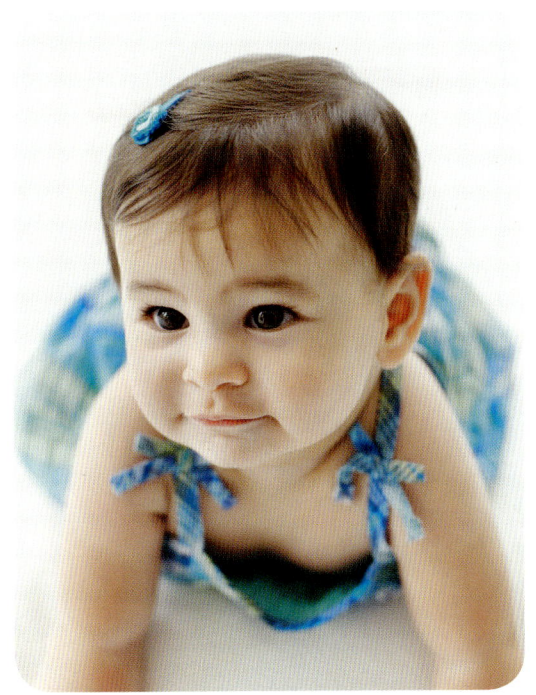

생애 첫 헤어 커트에 눈물 바람과 떼쓰기가 동반되어서는 안 되겠죠! 아이의 주의를 다른 데로 분산시켜서 울거나 칭얼대지 않도록 하는 비법을 알려줄게요. 아이들이 자주 찾는 미용실에는 대부분 스타일리스트가 재빨리 머리를 자를 수 있도록 아이를 유혹할 재미있는 의자, 장난감, DVD 등이 갖춰져 있습니다. 유혹할 도구가 없는 일반 미용실을 이용한다면, 여러 가지 물건을 많이 챙겨 가세요. 예를 들면 책, 비눗방울, 아이가 가장 좋아하는 장난감, 막대사탕 같은 거요. 과자나 간식, 물병이나 빨대컵 등을 가져가는 것도 좋습니다. 만약에 아이가 의자에서 꿈틀대며 움직인다면, 아이를 무릎에 앉히세요. 엄마나 아빠가 안고 달래 주면 침착해지고 말을 잘 듣습니다.

마지막으로, 실용적인 측면에서 고려해야 할 것들이 있습니다. 미용실에 갈 때는 아이 머리를 잘라 본 적이 있고, 그 일을 좋아하는 스타일리스트가 있는 곳을 찾아 예약을 잡도록 하세요. 꼭 미리 예약을 해서 접수받는 사람이 그때 한가한 스타일리스트에게 그냥 배정해 주는 일이 없도록 하세요. 또 아이의 컨디션이 좋은 시간으로 예약을 잡으세요. 낮잠 자기 전이나, 피곤해 하거나 투정 부리는 시간이면 곤란하니까요. 또, 아이가 미용실 가운을 두르기 싫어할 수도 있으니 갈아입을 옷도 챙겨가세요.

너무 긴장하지 않는 게 중요합니다. 엄마가 긴장하면 아이는 바로 알아차립니다. 그리고 가장 중요한 것, 즐기도록 하세요. 카메라 잊지 마시고요! 처음 잘라 낸 머리카락을 챙기는 것도 잊지 마세요! 잘라 낸 머리카락을 담아올 작은 비닐봉투를 가져가는 게 좋을 거예요.

> **임신 중에 속이 쓰리면 머리숱이 많은 아이가 태어난다?**
>
> 존스홉킨스대학교의 연구원들은 "임신 중에 속이 쓰리면 머리숱이 많은 아이가 태어난다."라는 오래 전부터 떠도는 이야기가 어쩌면 사실일지도 모른다고 합니다. 산모 한 집단을 대상으로 조사한 결과, 임신 기간 중에 심한 속 쓰림을 겪었던 산모의 82%가 머리숱이 평균이거나 평균 이상으로 많은 아기를 낳았다고 합니다. 한편, 임신 기간 중 속 쓰림이 없었던 산모의 대부분은 머리가 없거나 아주 숱이 적은 아기를 낳았다고 해요.

머리가 볼품없을 때

제멋대로인 머리카락 매끈하고 차분하게 가라앉히려고 아무리 브러시질을 해도, 아기의 머리카락이 미친 듯이 곱슬곱슬하거나 도저히 가라앉지 않는 뻗친 머리인 경우가 있습니다. 아마 이것은 머릿결을 결정하는 화학적 결합이 생후 1년 동안 아직 진행 중이기 때문일 것입니다. 스트레스 받지 마세요. 첫 돌 무렵에는 보통 차분해집니다.

유아지방관 아기의 두피에 노란색이나 갈색의 두꺼운 각질이 일어나거나 피부가 벗겨진다면 유아지방관일 수 있습니다. 이 질환이 왜 생기는지는 알려지지 않았지만, 감염이나 알레르기, 청결 문제는 아닙니다. 전문가들은 끈적끈적한 피지나 피부 세포가 벗겨진 것이 자연스럽게 쌓인 것이라고 합니다. 유아지방관은 특히 신생아에게 아주 흔한 증상이며 6개월에서 12개월 정도가 되면 저절로 없어집니다. 아기는 아마 그런 게 있는지도 모를 테지만 엄마는 신경이 쓰이지요. 머리를 좀 더 자주 감기고, 두피를 부드러운 수건으로 문지르거나 브러시로 빗질해 주세요. 어떤 부모들은 올리브나 아몬드 같은 천연 오일을 약간 문질러 바르고 10분 정도 둔 다음에, 촘촘한 빗으로 두피에서 벗겨진 부스러기를 제거합니다. 그 후엔 순한 베이비 샴푸로 감기고 잘 헹궈내 주세요.

대머리 신생아의 3분의 1 정도는 머리카락이 전혀 없이 태어납니다. 머리가 자라기까지 정말 오랜 시간을 기다려야 하는 것 같지만(특히 여자아이의 경우에는 더 그렇지만), 대부분 첫 돌 무렵이 되면 충분히 머리가 자랍니다. 그때까지는 머리가 빨리 자라도록 할 수 있는 게 없습니다. 흔히 아기의 머리를 밀어 주면 나중에 머리숱도 많아지고 빨리 자란다고들 하지만, 머리카락이란 죽은 케라틴이 피부 밑 모낭에서 밀려 나오는 것입니다(12쪽 참조). 표면에서 머리카락을 자르거나 민다고 해서 피부 밑의 세포 생장에 영향을 미칠 수는 없습니다.

Dear 코지

우리 아기는 태어날 때 머리숱이 아주 많고 예뻤는데, 지금은 여기저기 머리가 뭉텅이로 빠진 부분이 생겼어요! 이거 정상인가요?

아기들의 머리가 벗겨지는 것은 흔한 현상입니다. 전문가들은 출산 직후부터 아기의 호르몬 수치가 떨어지기 때문이라고 추측하는데요, 그러면 태어날 때 자라 있었던 머리카락이 빠질 수도 있습니다. 요즘은 유아 돌연사 증후군을 방지하기 위해 똑바로 눕혀서 재우기 때문에 뒤통수의 머리가 빠지는 아기들이 많습니다. 만약에 따님이 그런 경우라면, 아기가 깨어 있는 동안에 많이 엎드려 놓아서 상체 힘을 기를 수 있게 해 주세요. 탈모를 유발하는 다른 질환, 예를 들면 갑상선 질환이나 진균 감염일 수도 있는데요, 12개월 이하의 영아에게는 매우 드문 질환입니다. 그래도 걱정이 되신다면, 소아과 의사에게 물어보세요.

아기 헤어 액세서리

딸을 둔 부모라면 귀여운 헤어 액세서리를 사지 않고는 못 배기지요. 하지만 아이의 안전을 위해 염두에 두어야 할 점들이 몇 가지 있습니다. 3세 이하의 아이에게 너무 작은 머리핀은 입안에 넣었다가 질식할 수 있기 때문에 위험합니다. 또 아기의 머리는 숱이 적고 가늘기 때문에 머리핀이 잘 흘러내려서, 아기의 손에 들어가면 입안에 넣을 수도 있고 눈을 찌를 수도 있습니다. 헤어 액세서리를 고를 때는 잘 고정이 되는 것인지 확인하고, 만약에 그렇지 않다면 그 머리핀은 사진 촬영용으로만 따로 보관하세요.

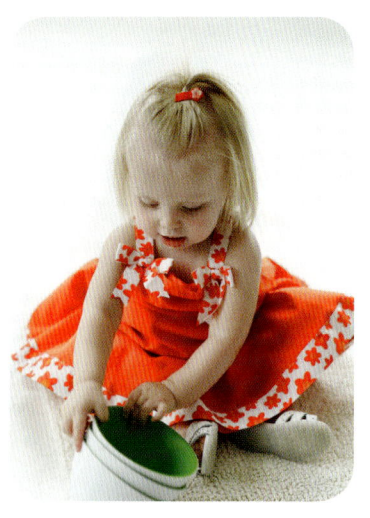

아기 머리핀 딸아이가 아직 머리숱이 많지 않더라도 충분히 멋을 낼 수 있습니다. 앞머리는 억지로 넘기지 말고 자연스럽게 흘러내리게 해 주세요. 아기들은 대부분 머리에 무언가 붙어 있으면 잡아당겨 떼어 버립니다(물론 타고난 패셔니스타인 게 분명한 아기들은 전혀 신경 쓰지 않기도 하죠). 미니 고무줄로 머리를 묶으면 아기가 잡아당겨서 빼기 어렵고, 언제든지 그 위에 재빨리 머리핀을 꽂을 수 있습니다. 또, 머리핀을 꽂거나 고무줄로 묶는 시간이 짧을수록, 아기가 알아채고 빼 버리는 일이 줄어듭니다.

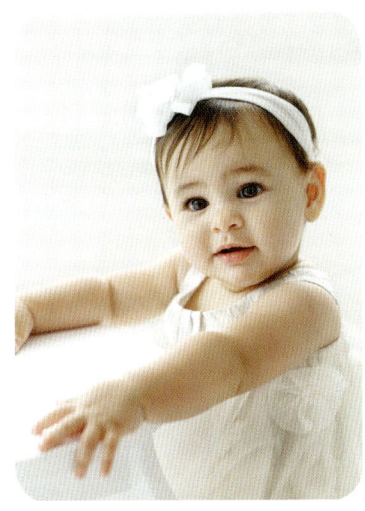

아기 헤어밴드 늘어났다 줄었다 하는 헤어밴드는 아주 간편한 액세서리입니다. 특히 아기의 머리숱이 아직 많지 않거나 전혀 없다면요! 예쁘고 여성스러운 데다 부드럽고 편안하기까지 합니다. 만약 헤어밴드를 씌우려고 할 때마다 아기가 싫어하면 그걸 놀이로 삼아 보세요. 낮잠을 잘 때는 헤어밴드가 목을 조를 수 있으므로 빼 주세요.

Dear 코지

제가 쓰는 어른용 샴푸와 컨디셔너를 아이 머리 감길 때 써도 될까요?

저는 아이들은 아이들의 필요에 맞게 만들어진 제품을 쓰는 게 좋다고 강력하게 권장합니다. 아주 괜찮은 어린이용 제품에는 비타민이나 미네랄이 들어 있어 머리 감길 때 피부에 흡수되기 때문에 아이의 성장에도 좋습니다. 또한 이런 제품은 아이들을 위해 좀 더 가볍고(머리가 축 처지지 않고) 순하게(눈이 따갑지 않고) 만들어져 있습니다. 마지막으로, 저는 무파라벤 제품(66쪽 참조)을 권장합니다. 미용 제품에 함유된 파라벤 성분에 대한 논란이 아직 진행 중이기 때문이지요.

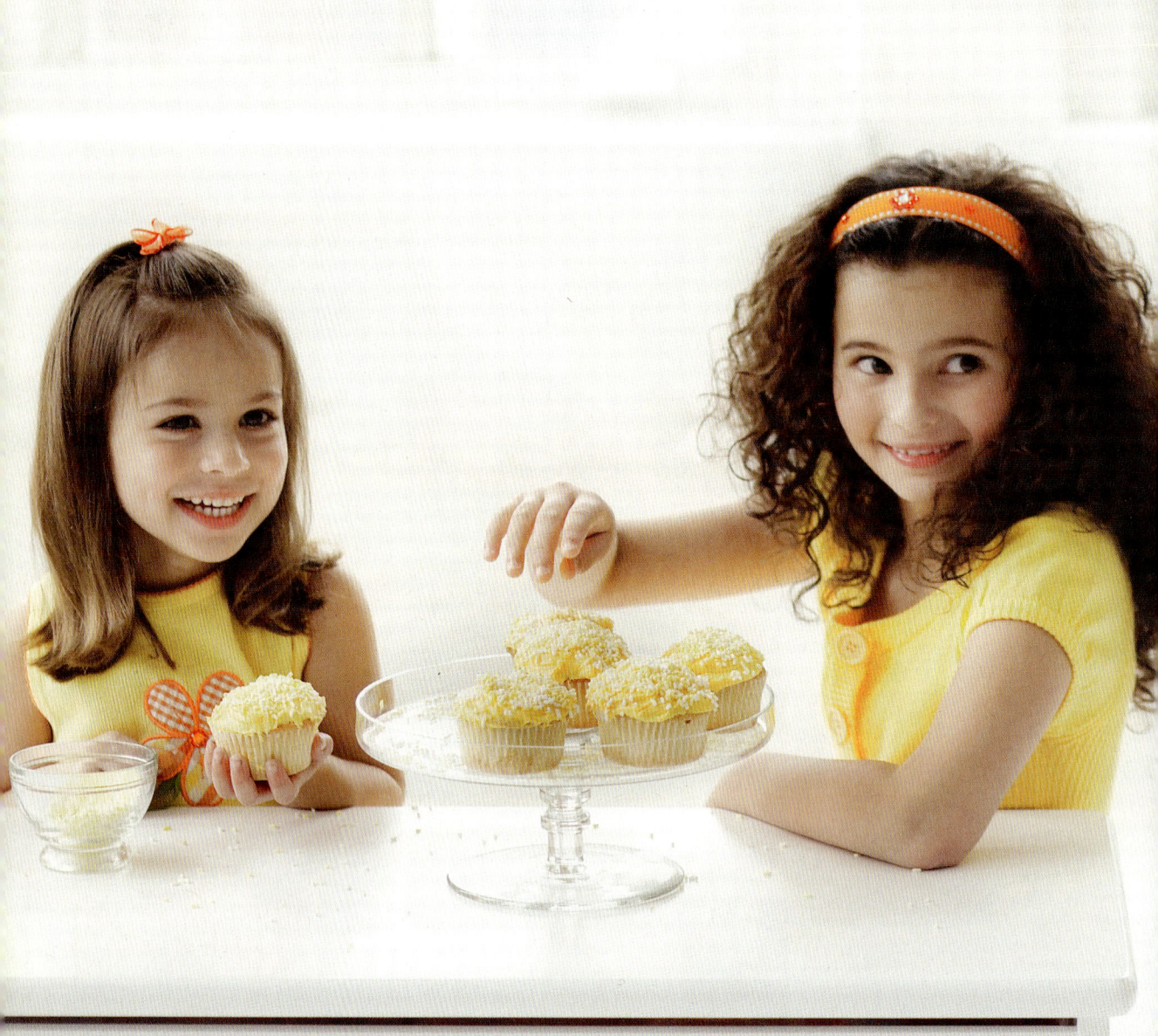

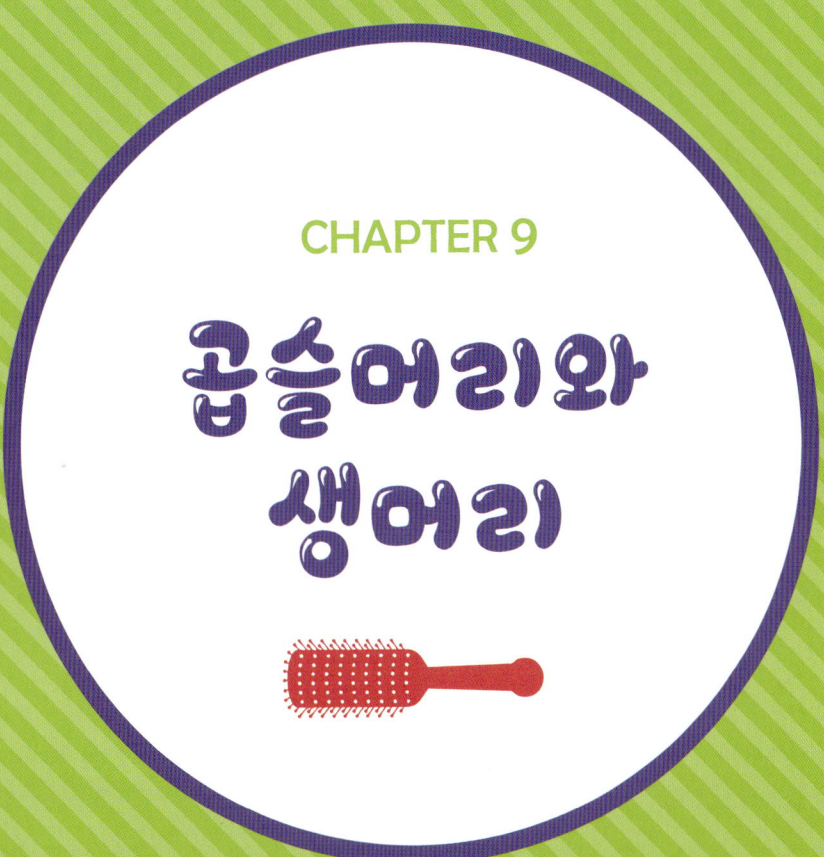

CHAPTER 9
곱슬머리와 생머리

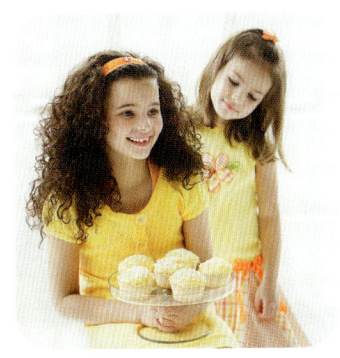

아주 곧은 생머리와 아주 심한 곱슬머리는 모두 비할 데 없이 예쁘지만, 다루기가 어렵다는 점에서도 비할 데가 없어요! 아이가 타고난 머릿결이 마음에 안 든다며 바꿀 수 있게 도와달라고 할지도 모릅니다. 우리는 모두 가끔씩 가지지 못한 것을 부러워하곤 하잖아요. 그러니 가끔 딸아이의 머리에 대한 판타지를 충족시켜 주는 것도 나쁘지 않죠(3장의 다양한 스타일링 기기들이 도움이 될 거예요). 하지만 머릿결을 바꾸려 하는 것보다, 아이의 타고난 머릿결에 잘 어울리는 헤어스타일을 해 주는 편이 좋습니다. 그렇게 하면 아이의 자존감에 놀라운 변화가 생깁니다. 또 모녀의 삶이 더 편안해질 테고요. 이 장에 있는 헤어스타일은 생머리와 곱슬머리를 위해 특별히 준비한 것이지만, 반곱슬머리에 해도 괜찮습니다.

곱슬머리 여자아이

좋은 소식 자연스러운 풍성함과 볼륨이 있어서 조금만 만져도 화려해집니다. 컬은 라면 면발처럼 꼬불꼬불한 모양에서부터 지그재그형까지 다양합니다.

나쁜 소식 잘 엉키고 덥수룩해질 뿐 아니라 부스스하고 브러시질이 고통스럽습니다. 올바른 방법으로 관리하지 않으면 지저분해 보입니다.

곱슬머리는 생머리보다 관리하기가 힘듭니다. 일단, 곱슬머리는 '절대로' 브러시로 빗지 마세요. 브러시로 빗으면 머리가 부스스해 보입니다. 젖었을 때 빗살 간격이 넓은 빗으로 빗어서 엉킨 부분을 풀어 주세요. 아이가 컨디셔너를 바른 채 욕조 안에 있을 때 해 보세요. 또, 손으로 머리카락을 쥐고 비틀어 짜서 물기를 제거한 후에 수건으로 남은 물기를 제거합니다. 젖은 머리를 나눠서 무알콜 헤어젤 같은 스타일링 제품을 100원짜리 동전 크기만큼 짜서 손을 쥐었다 폈다 하면서 머리끝에서부터 뿌리까지 발라 주세요.

곱슬머리는 자연 건조하는 것이 좋습니다. 디퓨저(36쪽 참조)를 쓰는 게 아니라면 드라이는 하지 마세요. 디퓨저를 쓰더라도 보통 드라이하는 것보다 시간이 걸리기 때문에, 대부분의 아이들은 그렇게 오래 가만히 있지를 못합니다. 디퓨저 없이 헤어드라이기로 말리면 부스스해지고, 엉키고, 컬이 건조해져서 어떤 엄마들이 말하듯 '새 둥지'가 되어 버립니다.

머리를 잘 자르면 컬이 살아납니다. 층을 내는 것도 일반적으로 권장합니다. 곱슬머리 전용으로 나온 제품을 쓰면 자연스러운 컬이 살아날 뿐 아니라 부스스하게 뻗치는 것도 막아 줍니다. 아이의 머리에 가장 잘 맞는 제품을 찾는 것이 비법입니다. 가게에 가면 다양한 제품(젤, 왁스, 세럼, 스타일링 크림)이 많지만, 어떤 제품이 가장 잘 맞는지는 사람마다 다릅니다. 아이들에게는 컬의 모양을 잡아 주고 뻗치는 것을 막는 기본적인 무알콜 헤어젤을 써 보세요.

Dear 코지

제 딸은 곱슬머리인데 머리가 늘 건조해 보여요. 어떻게 하면 되죠?

건강한 컬을 유지하려면 촉촉하게 해 주는 것이 필수입니다. 여기 비법을 알려 드릴게요. 컨디셔너를 전부 다 헹궈 내지 마세요. 꼼꼼히 헹구기보다는 재빨리 헹궈서 촉촉함이 조금 남아 있게 하세요. 머리를 감지 않는 날은 씻어 내지 않아도 되는 스프레이형 컨디셔너를 쓰세요.

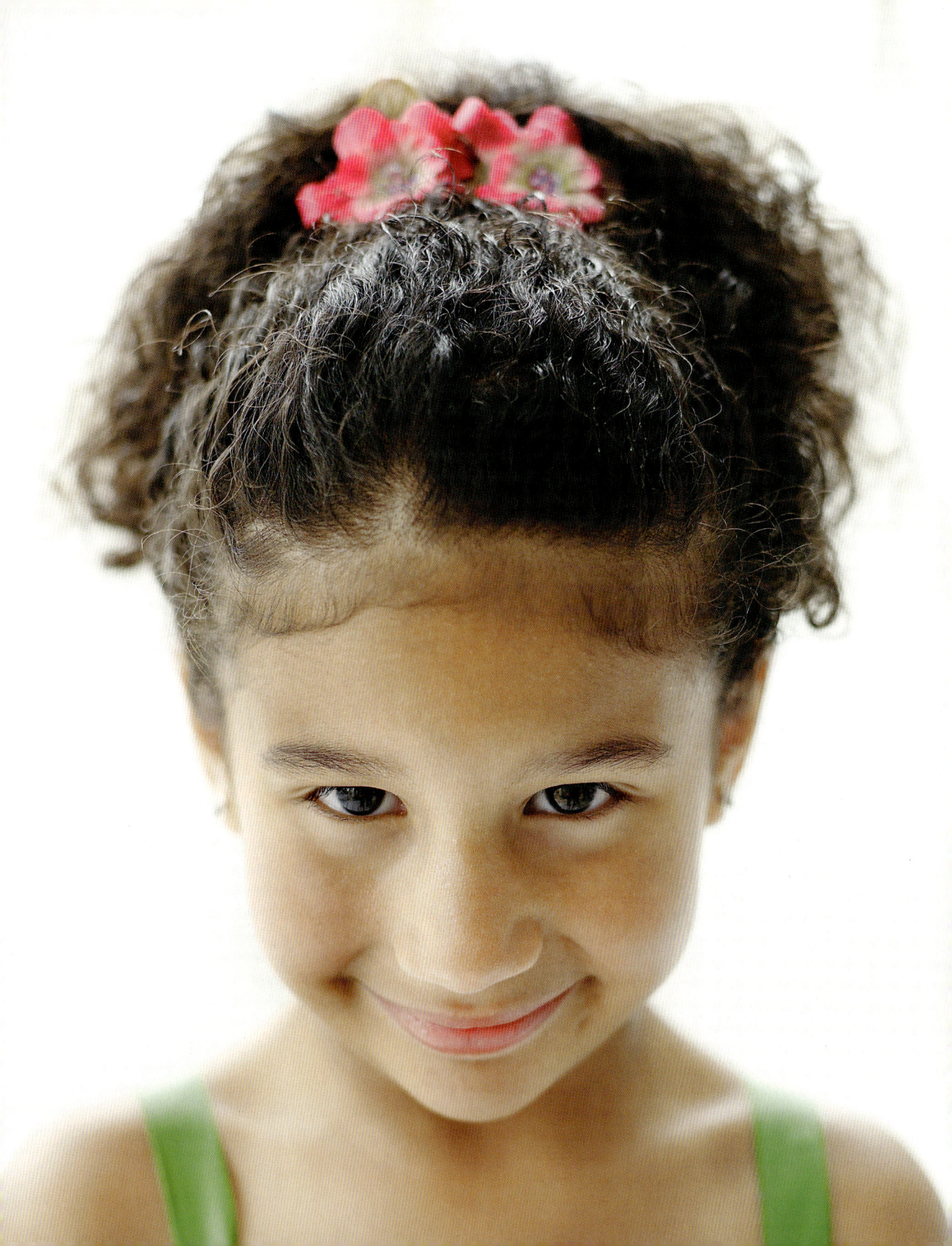

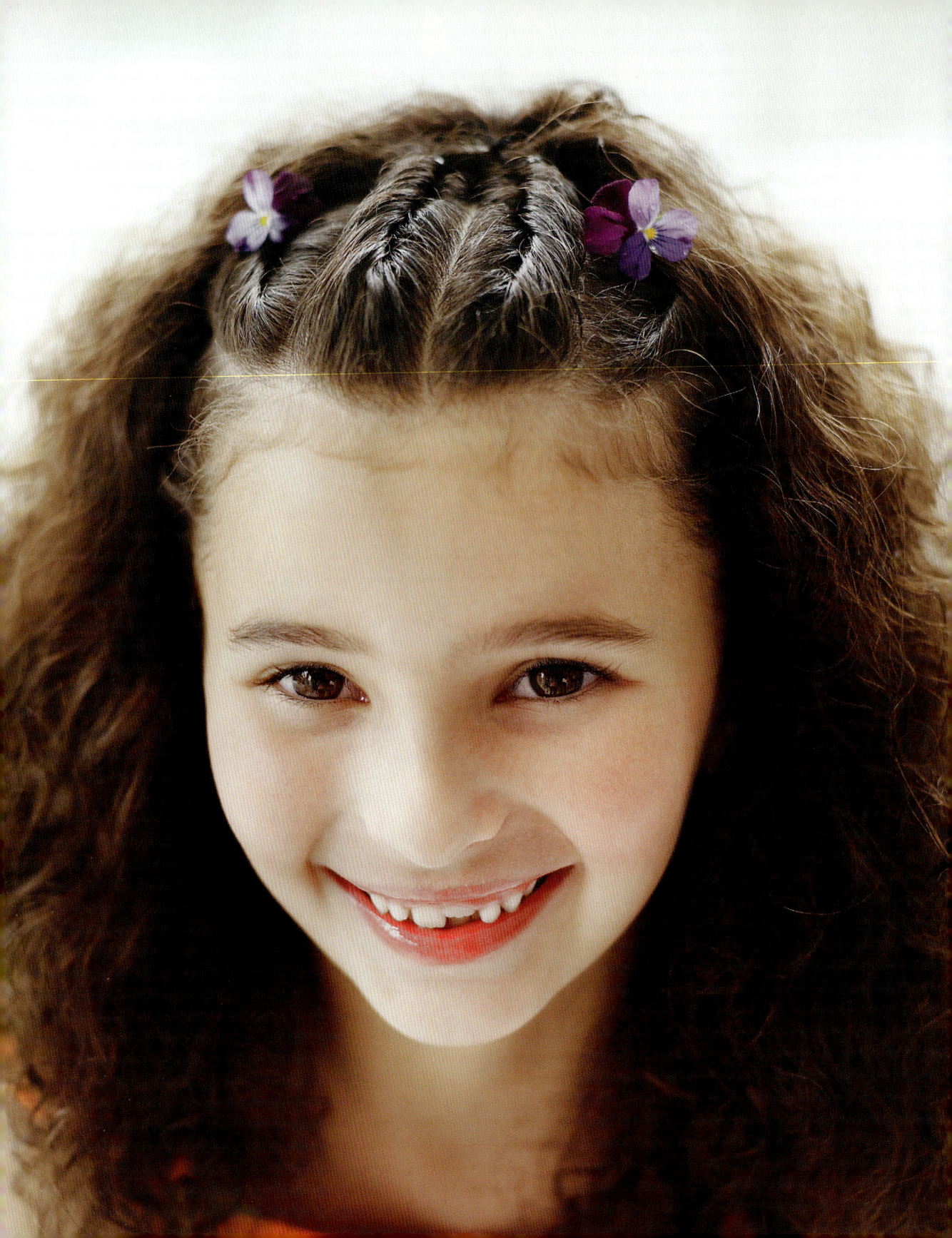

네 가닥 트위스트

손목을 재빨리 휙휙 돌리기만 하면 보기에 복잡해 보이는 머리 모양이 됩니다. 귀여운 머리핀을 꽂아서 포인트를 줄 수도 있어요.

준비물
- 분무기
- 촘촘한 빗
- 머리의 구획을 나누는 데 쓸 집게핀
- 미니 머리끈
- 미니 나비 집게핀
- 헤어젤이나 가벼운 스타일링 크림

소요 시간
10분

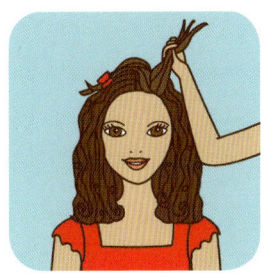

1

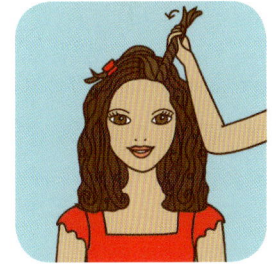

2

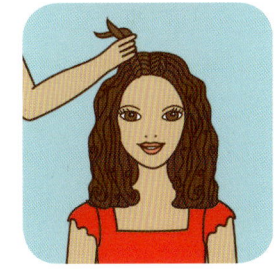

3

Step 1 분무기로 머리에 물을 뿌려서 완전히 적시지는 말고 축축한 정도로 만들어 주세요. 촘촘한 빗으로 가운데 가르마를 타고, 가운데 가르마와 나란하게 눈썹 바깥쪽을 시작으로 구획을 한 번 더 나눕니다. 그 사이 구획의 머리를 모아서 쥡니다.

Step 2 잡은 구획의 머리를 다시 위쪽 구획과 아래쪽 구획으로 나누어 위쪽 구획은 집게핀으로 고정해서 치워 둡니다(**그림 1**).

Step 3 아래쪽 구획의 머리를 잡고, 가운데 가르마 방향으로 비스듬히 꼬아 주세요. 빠져나가는 가닥이 없도록 단단히 꼬아 나가되, 아이가 아프지 않게 힘 조절을 잘 하세요. 가운데 가르마에 닿으면 끝을 고무줄로 묶고, 꼬지 않은 꼬리 부분은 그대로 늘어뜨려 주세요(**그림 2**).

Step 4 Step 2에서 고정해 두었던 위쪽 구획의 머리를 풀어서 물을 더 분무해 주세요. Step 3과 같은 방법으로 가르마 방향을 향해 단단히 꼰 후에 끝을 고무줄로 묶습니다.

Step 5 가운데 가르마 반대편도 Step 2~4와 같은 방법으로 두 가닥을 더 꼬아 줍니다. 총 네 가닥이 됩니다(**그림 3**).

Step 6 미니 나비 집게핀을 네 가닥 끝(고무줄 묶은 곳)에 각각 하나씩 집어서 고정합니다. 젤이나 스타일링 크림을 완두콩 크기만큼 손바닥에 짜서 컬을 구겼다 펴듯이 마무리해 주세요.

사과머리

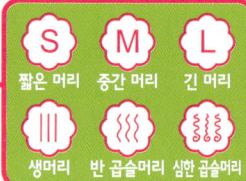

이 미니 포니테일 스타일은 어린 아이들에게 좋습니다. 눈을 가리는 머리카락을 올려 주고, 귀엽고도 활동적으로 보이거든요.

준비물
- 빗
- 머리끈(혹은 리본, 곱창 머리끈, 고무줄 등)

소요 시간
10~20분

Step 1 마른 머리를 빗으로 빗어서 엉킨 곳이 없게 풀어 주세요. 그리고 곧바로 그 빗을 사용해 정수리 부분의 머리를 들어 올려서 구획을 나눠 주세요. 너비는 대략 한쪽 눈썹에서 다른 쪽 눈썹까지로 잡으면 됩니다(그림 참조). 잡은 머리를 헤어라인에서 3~4cm 정도 뒤쪽에서 살짝 옆으로 잡아 주세요. 짧은 앞머리가 있다면, 좀 더 헤어라인에 가까운 곳에 위치를 잡으세요.

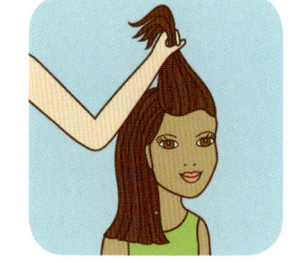

Step 2 잡은 머리를 고무줄로 묶어서 정수리 근처에 미니 포니테일을 만들어 주세요. 더 볼륨감을 주려면 묶을 때 좀 더 느슨하게 잡고 머리 앞부분을 띄워 주세요. 방울이 달린 머리끈이나 귀여운 머리핀으로 장식해도 좋아요.

완벽한 컬 만들기!

여자아이라면 누구나 탄력 있는 컬을 원합니다. 그리고 그 소원을 이루어 주는 건 어렵지 않지요. 지금부터 알려 줄 테크닉은 공이 많이 드니까 특별한 날을 위해 아껴 두세요. 평소처럼 머리를 감고 컨디셔너를 쓴 다음, 수건으로 두드리듯 말린 다음에 빗살 간격이 넓은 빗으로 엉킨 곳을 풀어 주세요. 컬을 살려 주는 스프레이나 젤을 젖은 머리에 바른 다음, 디퓨저를 장착한 헤어드라이기로 말려 주면 각각의 컬이 살아납니다. 머리가 완전히 마르면 고데기를 이용해 컬을 하나하나 말아 주세요. 한 번에 3~5cm 너비로 조금씩만 마는 게 좋습니다. 머리카락 가닥을 잡아 고데기의 원형 몸통에 감아서 몇 초 동안 두세요. 몸통이 굵다면(3~4cm) 더 길고 굵은 컬이 생길 테고 몸통이 가늘다면(1~2cm) 탄탄한 컬이 생길 거예요. 머리 전체를 말고 나면, 컬이 식게 놔둔 다음에 손가락을 넣어 띄워 주면서(브러시로 빗으면 절대 안 돼요!) 컬을 자연스럽게 풀어 주세요.

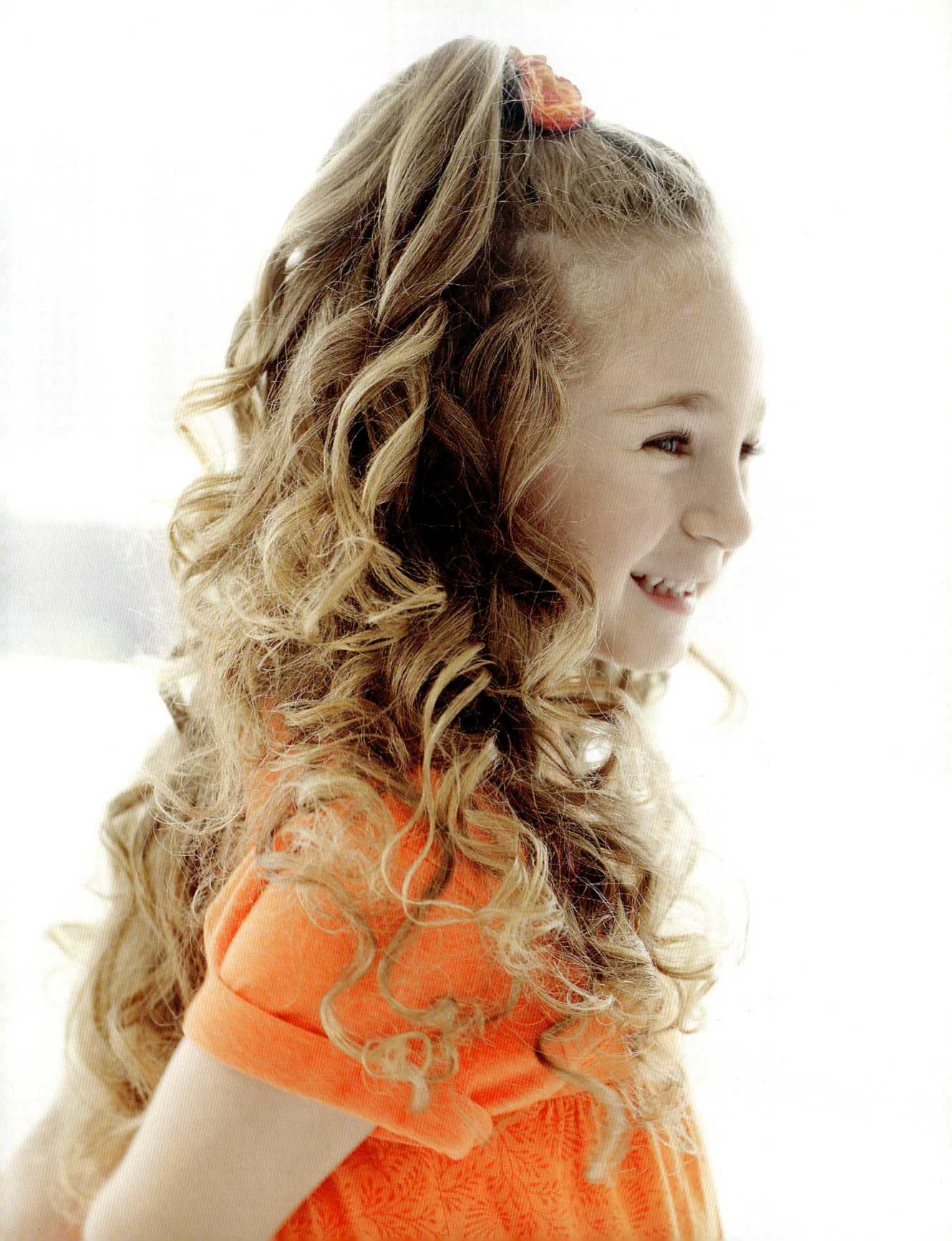

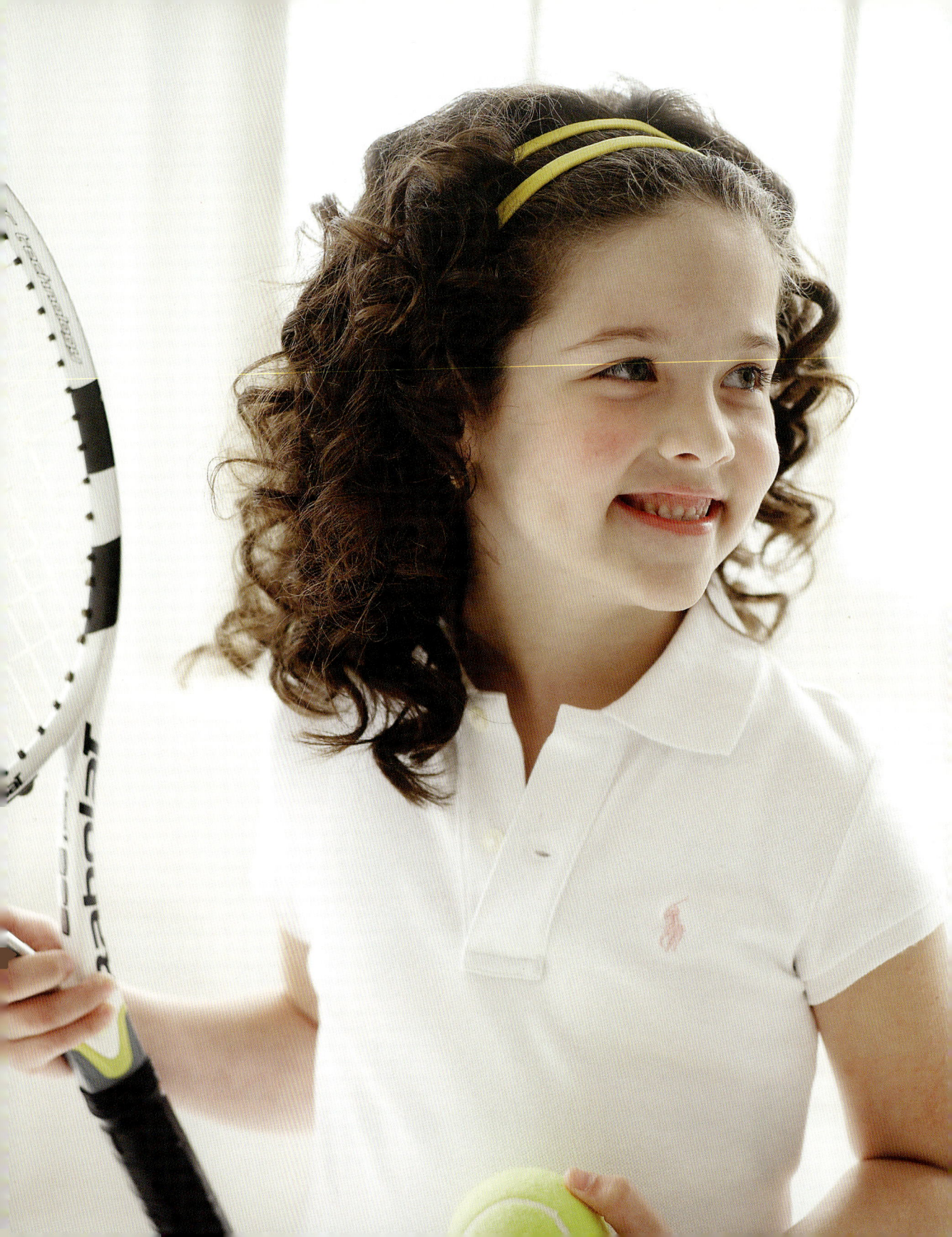

스포츠 걸

테니스, 야구 등 운동을 좋아하는 스포츠 걸에게는 활동에 방해되지 않는 헤어스타일이 필요하지요. 머리카락이 눈을 가리지 않기 때문에 집에서도 편하게 할 수 있는 실용적인 스타일입니다.

준비물
- 빗살 간격이 넓은 빗
- 헤어밴드(혹은 스포츠 헤어밴드)
- 헤어젤이나 가벼운 스타일링 크림

소요 시간
5분 이하

Step 1 마른 머리나 젖은 머리나 상관없습니다. 매끈하게 빗어서 엉킨 부분이 없게 해 주세요. 헤어밴드로 눈앞을 가릴 것 같은 머리카락을 뒤로 싹 넘겨서 고정해 주세요.

Step 2 나머지 머리는 자연스럽게 두세요. 만약에 심한 곱슬머리거나 반 곱슬머리라면 젤이나 스타일링 크림을 완두콩 크기만큼 짜서 손바닥으로 구겼다 피듯이 머리를 정돈해 주세요.

응용하기
뒤에 늘어뜨린 머리가 목덜미에 닿지 않도록 하나나 둘로 갈라 묶어 줘도 괜찮습니다. 특히 야외에서 뛰어놀 때는요.

생머리 여자아이

좋은 소식 매끈함과 윤기를 타고난 머리입니다. 큐티클 층이 바짝 누워 있어서 빛을 반사하기 때문에 머리가 반짝거립니다.

나빠요 특별히 관리를 하지 않으면 기름지고 지저분하거나, 축 처져 보일 수 있습니다.

생머리인 아이의 머리를 감길 때는 따뜻한 물을 쓰세요. 마지막으로 헹궈 내는 물은 차가워야 합니다. 차가운 물이 큐티클 층을 '감싸서' 납작하게 만들면 머리에 윤기가 더 흐르기 때문입니다. 아이의 모발 유형에 맞는 샴푸로 부드럽게 감기세요. 아이의 머리가 어느 정도의 지성인가에 따라서 감기는 횟수는 달라집니다(29쪽 참조). 심한 지성이라면 이틀에 한 번, 보통이거나 건성이라면 일주일에 두세 번이면 됩니다. 젖은 머리에는 절대 브러시로 빗지 말고 빗살 간격이 넓은 빗을 쓰세요. 수건으로 비벼서 말리지 말고, 부드럽게 머리를 짜듯이 말리세요. 생머리는 젖었을 때 가장 연약합니다.

자연 건조를 최대한 자주 시키는 것이 좋습니다. 헤어드라이기나 스타일링 기기는 손상을 입힐 수 있으니까요. 젤이나 왁스같이 무거운 스타일링 제품은 피하세요. 머리를 무겁게 만들어 축 처져 보이게 하거나, 심지어 더러워 보일 수도 있습니다. 무스나 가벼운 스타일링 크림이 더 좋습니다. 볼륨감이 필요하다면 무스를 한 번 짜서 부드럽고 고르게 발라 주세요. 마지막으로, 4~6주에 한 번은 끝을 다듬어서 깔끔하게 유지해 주세요.

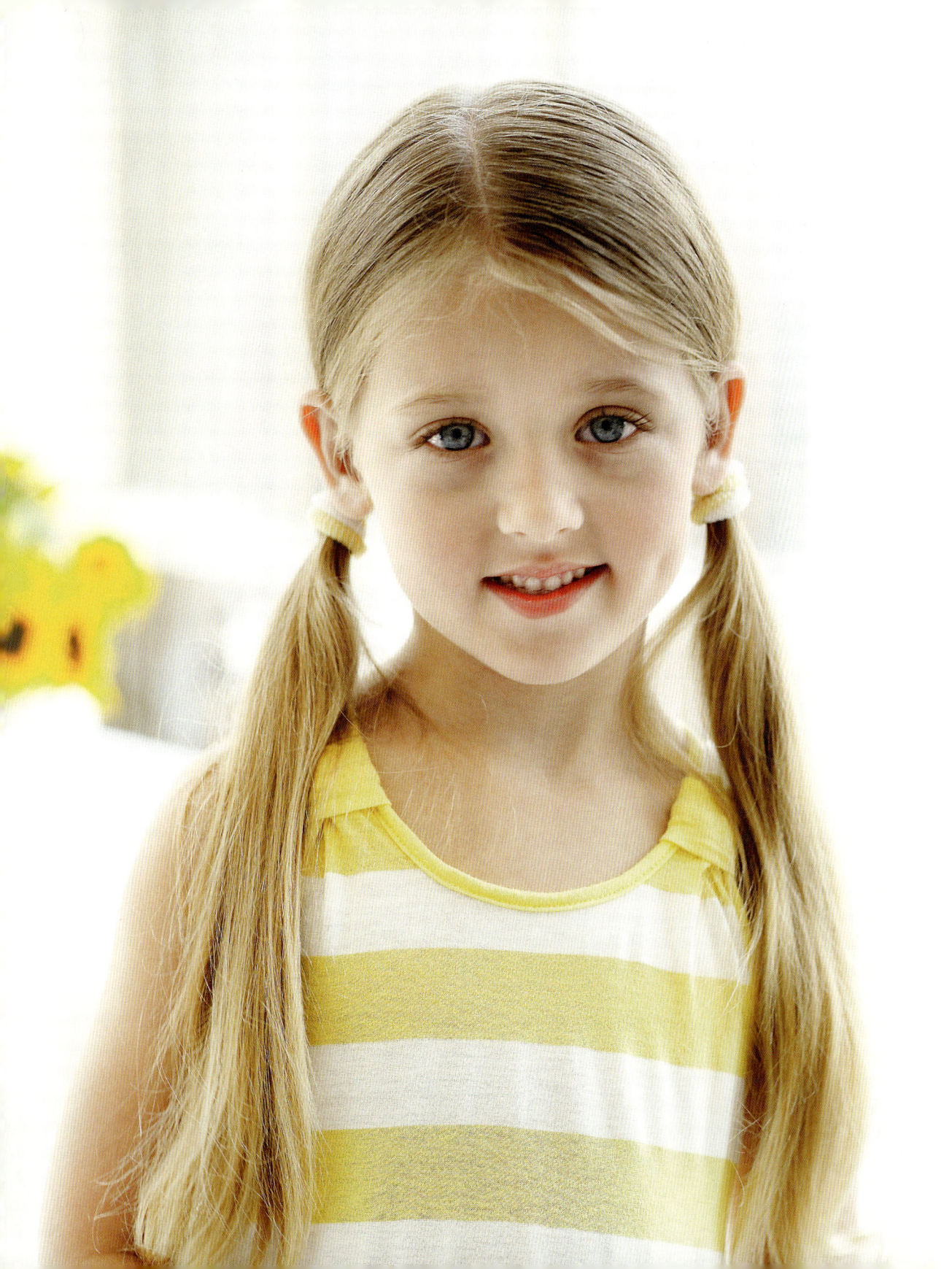

한쪽만 넘긴 머리

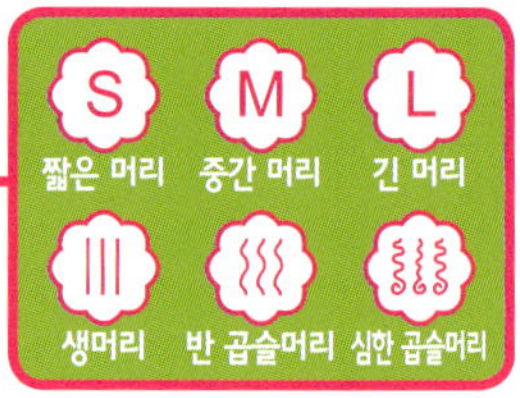

생머리에 간단히 할 수 있는 스타일입니다. 커다란 꽃이나 반짝이는 장식이 달린 머리핀으로 고정해 주기만 하면 됩니다.

준비물
- 패들 브러시나 둥근 브러시
- 실핀
- 장식이 달린 머리핀(혹은 미니 나비 집게핀)

소요 시간
5분

Step 1 마른 머리를 브러시로 빗어서 매끄럽고 엉킨 곳이 없게 해 주세요. 더 풍성하게 만들고 싶으면, 머리를 감은 후나 분무기로 촉촉하게 적신 머리에 둥근 브러시를 사용해서 드라이해 주세요(124쪽 참조).

Step 2 가운데 가르마를 타도 좋고, 옆 가르마가 더 좋다면 그렇게 해도 좋습니다. 브러시를 사용해서 한쪽 머리를 귀 위에서부터 빗어 올리세요. 빗어 올린 부분을 넘겨서 귀 위쪽 적당한 곳에 실핀으로 고정해 주세요.

Step 3 장식이 달린 머리핀을 꽂아서 실핀을 가려 주세요.

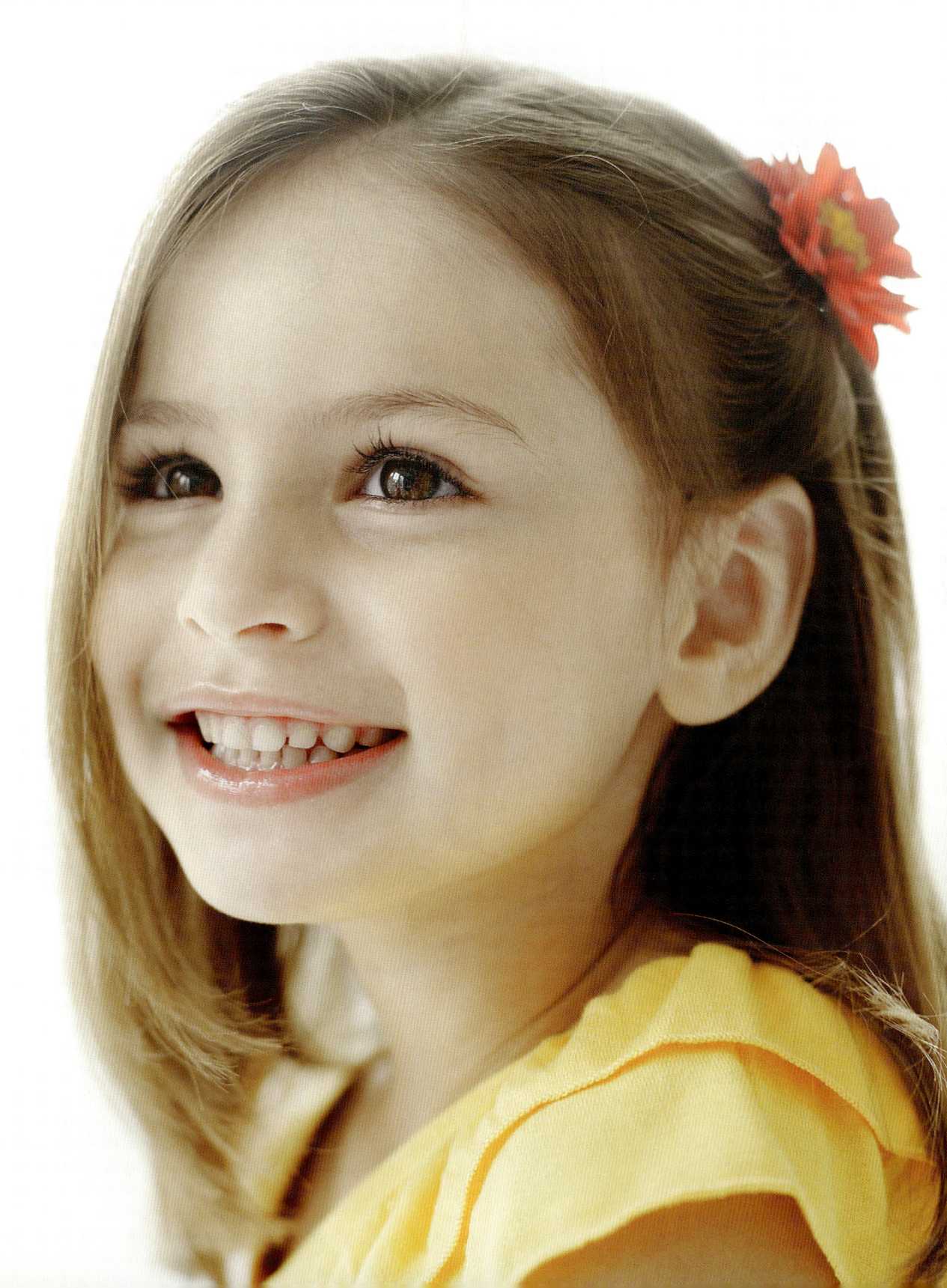

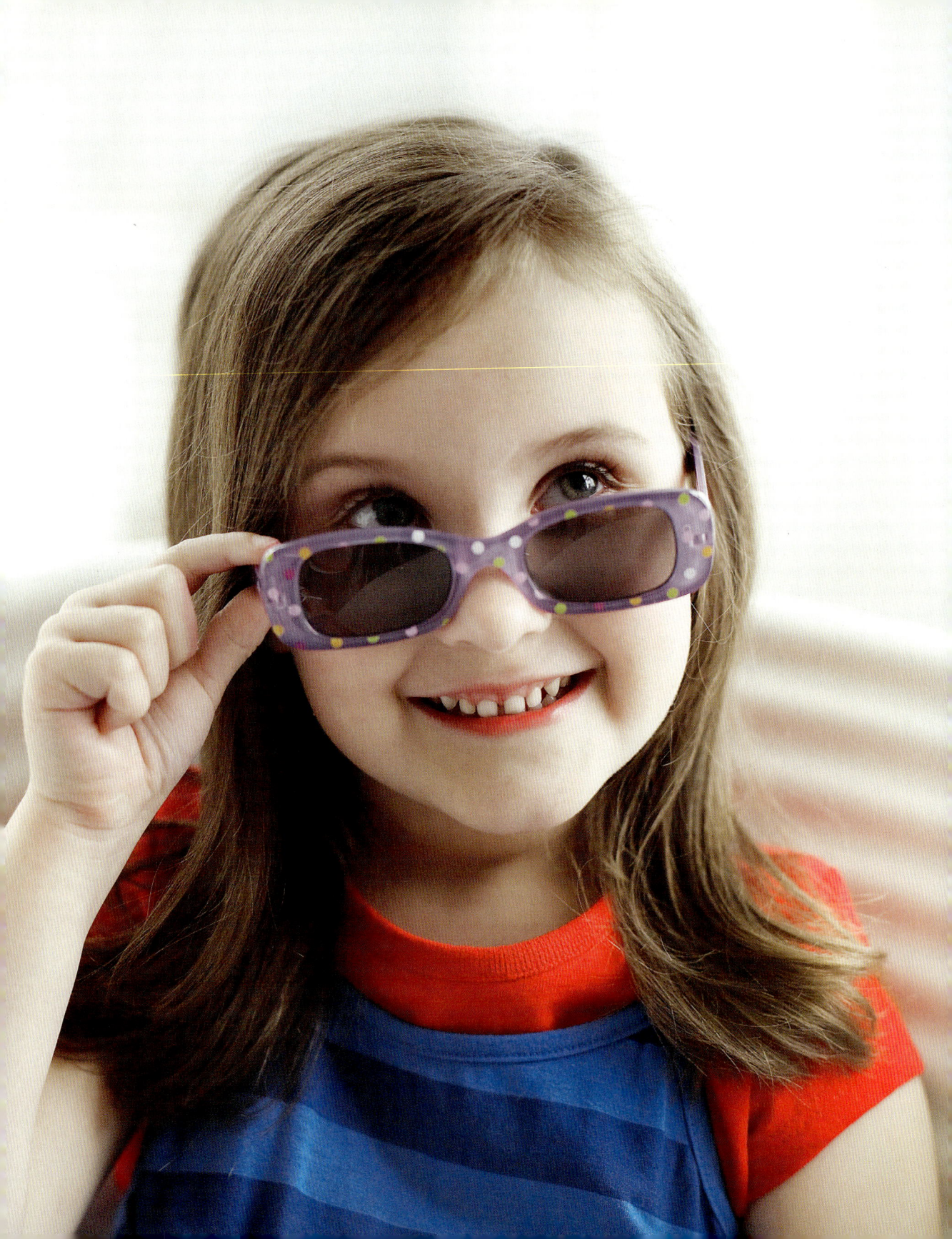

자갈치 머리

막대처럼 곧은 머리에 통통 튀는 귀여움을 더할 수 복고풍 스타일입니다. 어느 길이에나 할 수는 있지만, 턱 끝까지 오는 길이의 머리가 바깥쪽으로 날렵하게 모양 잡힌 컬을 만드는 데 가장 좋습니다.

준비물
- 빗살 간격이 넓은 빗
- 헤어스프레이
- 무스나 젤
- 귀여운 머리핀(원하는 경우에만)
- 헤어드라이기
- 둥근 브러시
- 고데기

소요 시간
15분

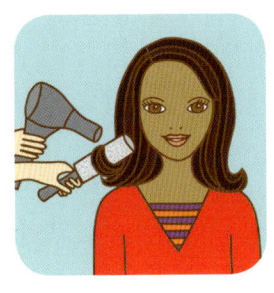

Step 1 샴푸와 컨디셔너를 이용해 평소처럼 머리를 감으세요. 빗살 간격이 넓은 빗으로 엉킨 부분을 풀어 주고, 옆 가르마(혹은 취향에 따라 앞가르마)를 타세요.

Step 2 500원 동전 크기만큼 무스나 젤을 짜서 머리에 고루 발라 주세요.

Step 3 한 번에 한 구획씩, 둥근 브러시를 사용해서 드라이를 해 주세요(그림 참조). 볼륨감이 생깁니다(자세한 설명은 124쪽 참조).

Step 4 머리가 완전히 마르면 고데기를 사용해서 머리 끝 부분만 바깥으로 뒤집어 주세요. 고데기에 머리카락을 한 번에 너무 많이 감으면, 바깥으로 멋지게 뒤집힌 머리가 아니라 그냥 컬이 생겨 버립니다. 머리가 가만히 뒤집힌 채로 있지 않는다면 전기 헤어롤을 몇 분간 끝 부분에 말아 주세요(헤어롤에 머리를 한 번 감고 핀으로 고정하세요. 41쪽 참조).

Step 5 헤어스프레이를 살짝 뿌려서 마무리해 주세요. 그리고 원한다면 귀여운 머리핀으로 장식을 해 주어도 좋습니다.

화려한 배우 스타일

할리우드, 기다려! 이런 환상적인 스타일이라면 아이의 눈이 별처럼 반짝일 거예요.

준비물
- 패들 브러시
- 두꺼운 머리띠(반짝거리거나 스팽글이 붙어 있는 것)
- 촘촘한 빗
- 머리끈
- 헤어스프레이
- 머리핀이나 집게핀

소요 시간
10~15분

Step 1 머리를 완전히 말려서 매끄럽고 엉킨 곳이 없게 브러시로 빗어 주세요. 한쪽 귀에서 다른 쪽 귀까지 촘촘한 빗으로 가르마를 타서 띄울 부분의 구획을 나눕니다. 고무줄로 느슨하게 아래쪽 머리를 묶고, 위쪽 머리를 남기세요.

Step 2 남겨 놓은 위쪽 머리를 너비 4~5cm 정도로 조금씩 나누어 잡고, 촘촘한 빗으로 백 코밍(머리카락을 두피 쪽으로 여러 번 빗어서 엉키게 만들어 볼륨이 살아나게 하는 빗질)을 하여 볼륨을 살립니다(**그림 1**).

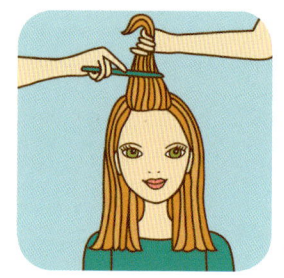

Step 3 백 코밍이 끝나서 머리에 볼륨이 생기면, 브러시로 가볍게 빗고 헤어스프레이를 뿌려 주세요. 그런 다음 머리핀이나 집게핀으로 뒤통수에 고정해 주세요(**그림 2**).

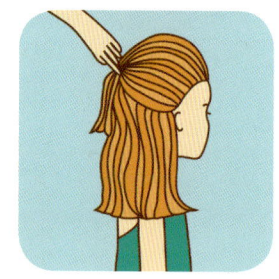

Step 4 느슨하게 묶어 두었던 아래쪽 머리를 풀고, 반짝거리는 머리띠를 씌워 주세요. 머리띠는 헤어라인에 가깝게 씌워야 띄운 부분이 눌리지 않습니다.

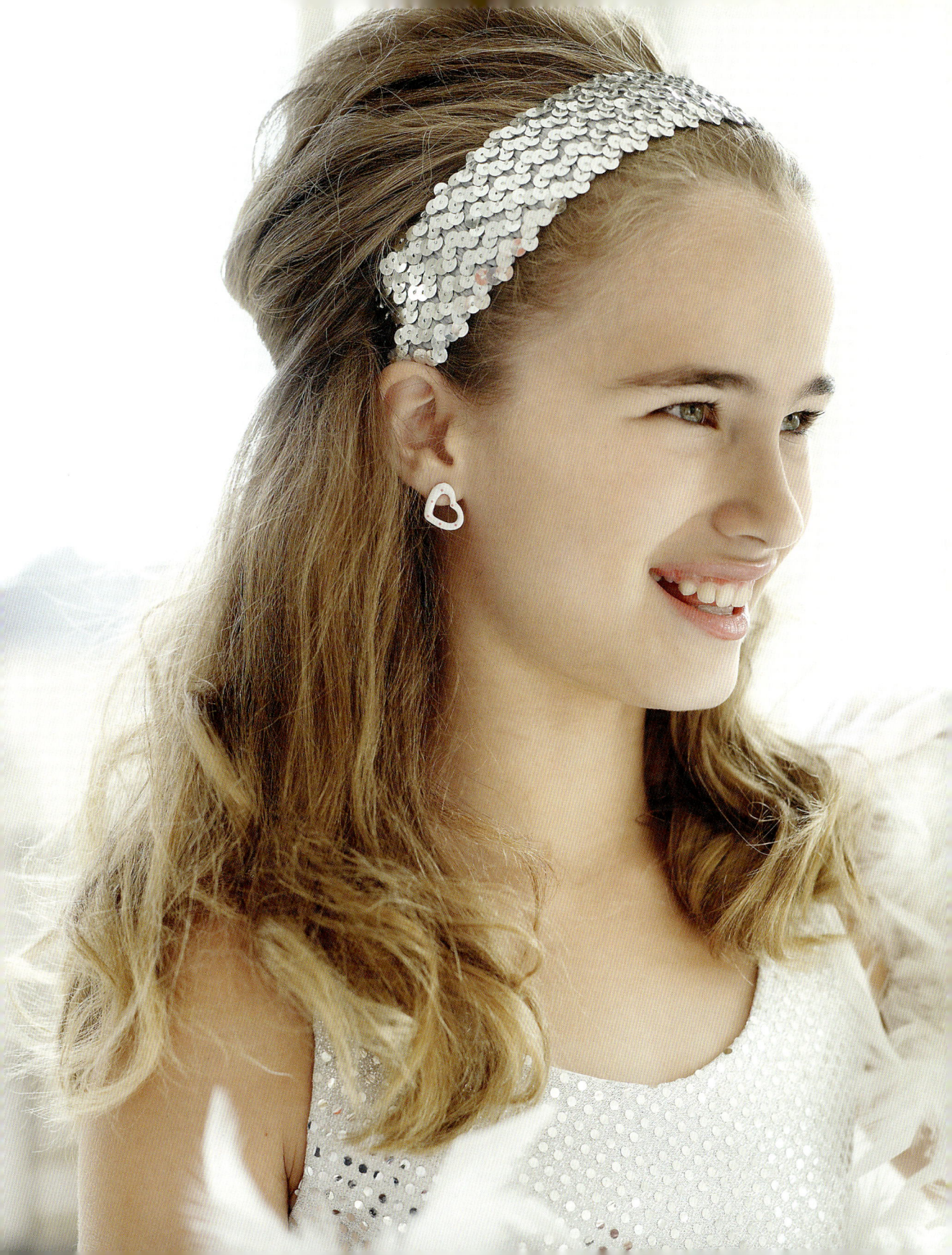

미용실 드라이 비법

집에서도 미용실에서 한 것 같은 드라이를 할 수 있을까요? 당연히 가능합니다. 시간을 충분히 들이고, 연습을 되풀이할수록 능숙해진다는 사실을 잊지 마세요. 이 테크닉은 이 책에 나온 스타일 중 헤어드라이기가 필요할 때 어디에든 쓸 수 있습니다. 중간 길이나 긴 머리에 하기가 가장 좋아요.

준비물
- 빗살 간격이 넓은 빗
- 브러시(볼륨을 넣으려면 둥근 브러시, 곧게 펴거나 매끄럽게 하려면 패들 브러시)
- 씻어 내지 않아도 되는 컨디셔너
- 무스나 가벼운 스타일링 크림
- 헤어스프레이나 윤기를 나게 하는 스프레이(원하는 경우에만)
- 헤어드라이기
- 디퓨저(원하는 경우에만)
- 촘촘한 빗
- 커다란 나비 집게핀

소요 시간
머리 길이에 따라 15~30분

Step 1 샴푸와 컨디셔너로 평소처럼 머리를 감으세요. 물이 뚝뚝 떨어지는 게 아니라 축축한 정도가 될 때까지 수건으로 말리세요.

Step 2 빗살 간격이 넓은 빗으로 엉킨 부분을 풀어 주세요. 헤어드라이기의 열기로부터 머리를 보호하기 위해 씻어 내지 않아도 되는 컨디셔너를 바르고, 무스나 스타일링 크림 등 원하는 스타일링 제품도 바르세요.

Step 3 아이 머리에는 헤어드라이기의 가장 낮고 차가운 단계에 맞춰 놓고 쓰는 것이 바람직합니다. 머리가 아직 젖은 채라면 헤어드라이기와 손가락을 사용해 머리를 더 말리세요.

Step 4 촘촘한 빗으로 67쪽의 설명을 참조하여 머리의 구획을 나누세요. 옆머리는 집게핀으로 고정해 치워 두세요. 뒤쪽의 구획에서 너비 5~7cm 정도로 머리를 나눠 잡으세요. 한 손에는 헤어드라이기를, 다른 손에는 브러시를 들고 준비합니다.

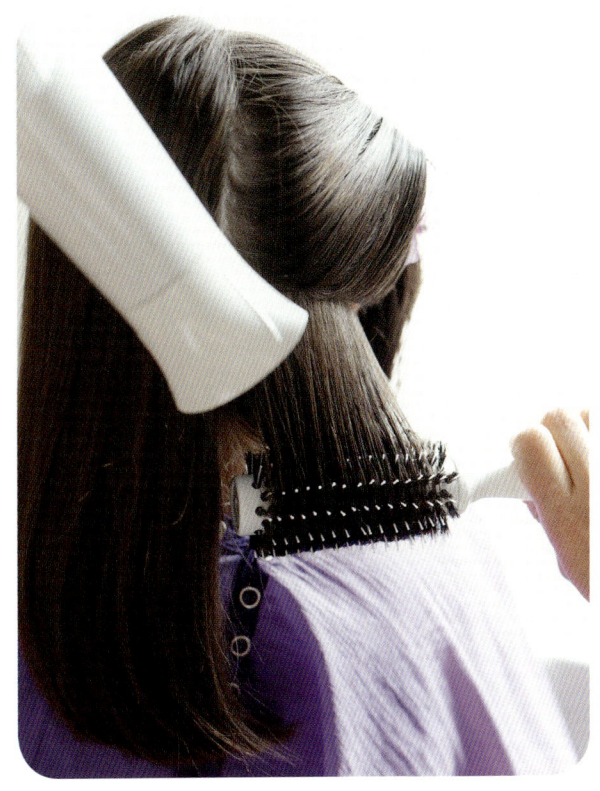

Step 5 머리가 부스스해지는 것을 막기 위해, 잡은 머리의 뿌리 부분부터 브러시를 사용해서 팽팽히 당기세요. 그 구획의 아랫면부터 드라이를 해야 합니다. 브러시를 머리끝까지 부드럽게 당기는 동시에, 머리카락을 머리통에서 멀어지도록 들어 올리세요.

Step 6 아랫면이 다 마르면, 헤어드라이기의 노즐을 구획 윗면에 갖다 대세요. 노즐은 엄마 쪽을 향해 약 45도 각도로 놓고 바람을 쏘입니다. 이렇게 하면 큐티클 층이 부드러워지고 윤기가 납니다. 다시 한 번, 브러시로 잡은 머리카락을 뿌리부터 끝까지, 머리통에서 멀어지는 방향으로, 곧게 펴지게 당기세요.

Step 7 천천히 머리 전체를 드라이하세요. 다른 구획으로 옮기기 전에 그 구획이 다 곧게 펴지고 말랐는지를 확인하세요. 아래쪽 구획을 다 끝내면 옆머리 쪽의 집게핀을 빼고 한쪽씩 드라이하세요. 귀 쪽부터 시작해서 정수리의 가르마 쪽으로 가면 됩니다.

Step 8 헤어스프레이나 윤기 나는 스프레이를 살짝 뿌려 마무리하세요.

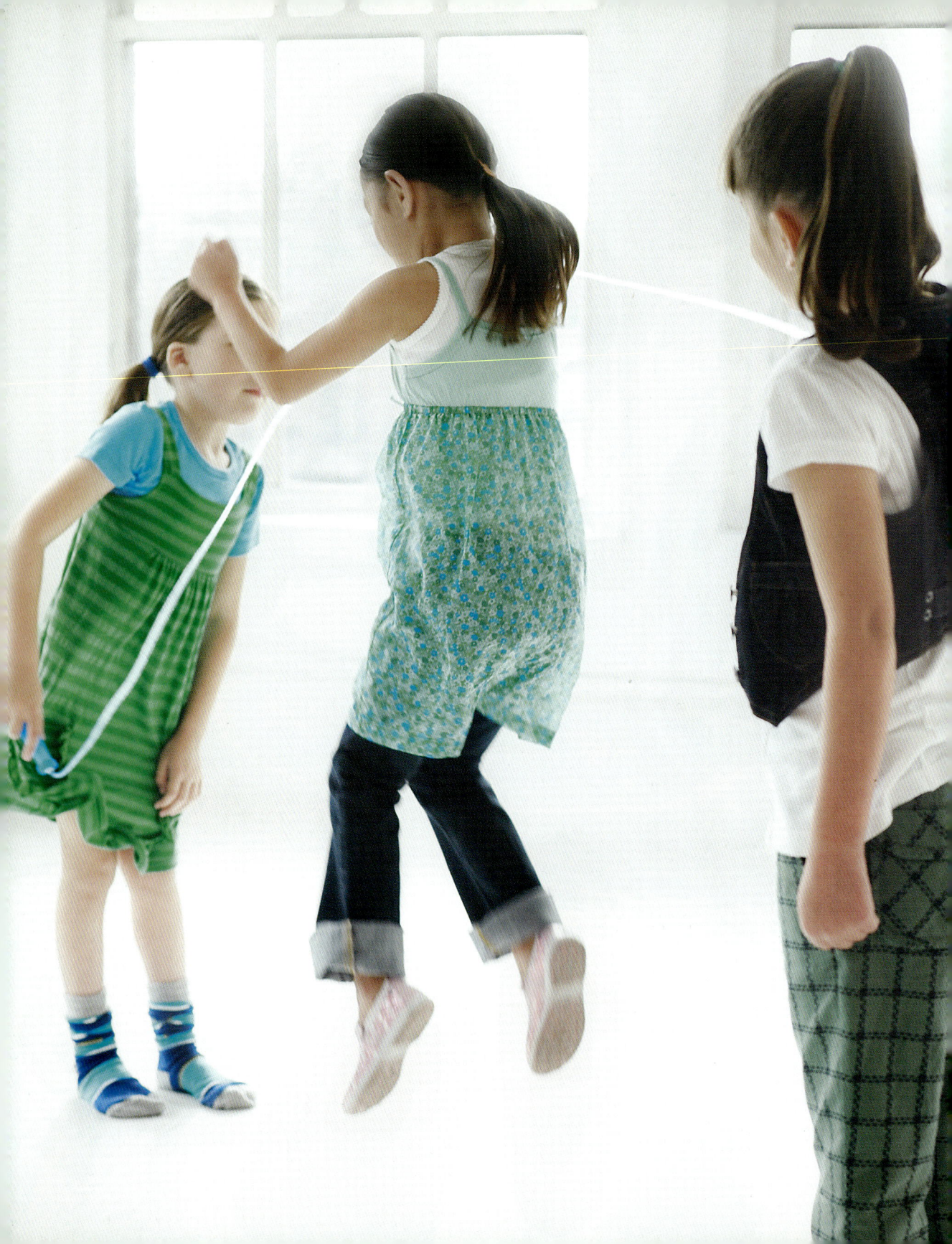

CHAPTER 10

묶는 머리

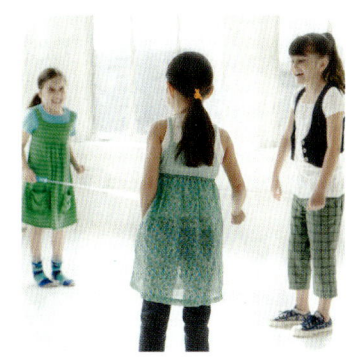

하나로 높게 묶는 포니테일과 양갈래 머리는 여자아이들에게 인기 있는 스타일입니다. 학교에 갈 때나 운동을 할 때 머리카락이 눈에 닿지 않고 엉키지 않아 깔끔하고 단정하게 오래 유지할 수 있고, 어떤 모발 유형에나 알맞아 우리 엄마들에게도 인정받는 스타일이지요. 이 장에서는 기본적인 스타일부터 응용 스타일까지 다양한 머리 묶기를 소개합니다. 포니테일을 한 후에 가벼운 헤어스프레이를 뿌리고 촘촘한 빗으로 삐져나온 잔머리를 정리하면 더욱 매끈하고 깔끔해 보입니다.

머리를 묶는 위치는 어떻게 잡아야 할까요? 높게, 낮게, 그 중간 어디쯤, 아니면 옆에? 모두 엄마와 아이의 취향에 달린 거랍니다. 머리의 길이에 따라 달라지기도 하지요.

- 낮게 묶는 머리는 머리카락이 삐져나오지 않기 때문에 짧은 머리에 좋습니다. 양갈래 머리로 낮게 묶을 때는, 한가운데에 가르마를 타고 한쪽씩 귀 뒤로 모아 쥔 다음 고무줄이나 머리방울로 묶어 주세요.

- 높게 묶는 머리는 긴 머리에 좋은데, 특히 여름에 머리카락이 목덜미에 닿지 않게 할 수 있어 좋습니다. 포니테일로 묶을 때는 정수리 근처에, 양갈래 머리로 묶을 때는 귀 위에서 잡아 고무줄로 묶습니다.

- 옆으로 비스듬히 묶는 포니테일은 여성스럽고 부드러운 인상을 줍니다. 특히 머리 길이가 충분히 길어서 어깨 위로 섬세하게 늘어뜨리면 더욱 그렇지요. 옆으로 비스듬히 묶을 때는, 머리를 모두 모아 한쪽 귀 위나 아래에 느슨하게 쥐고, 예쁜 고무줄이나 곱창 머리끈으로 묶어 주세요.

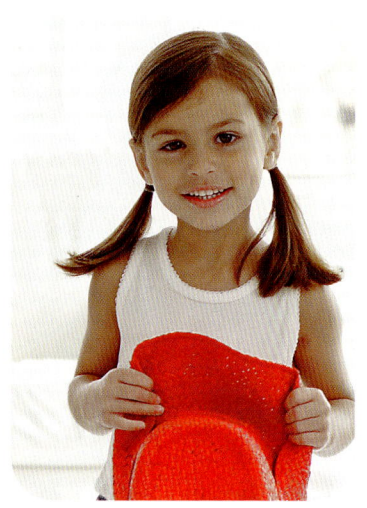 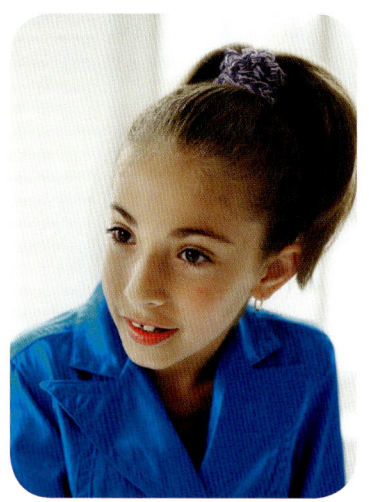 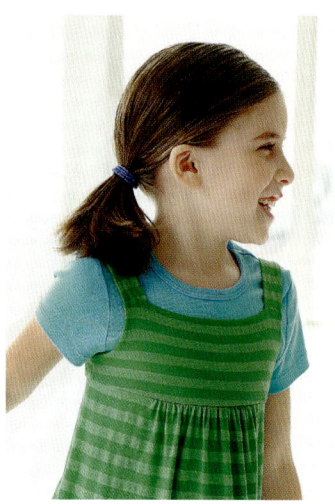

낮게 묶는 양갈래 머리 **높게 묶는 포니테일** **옆으로 묶는 포니테일**

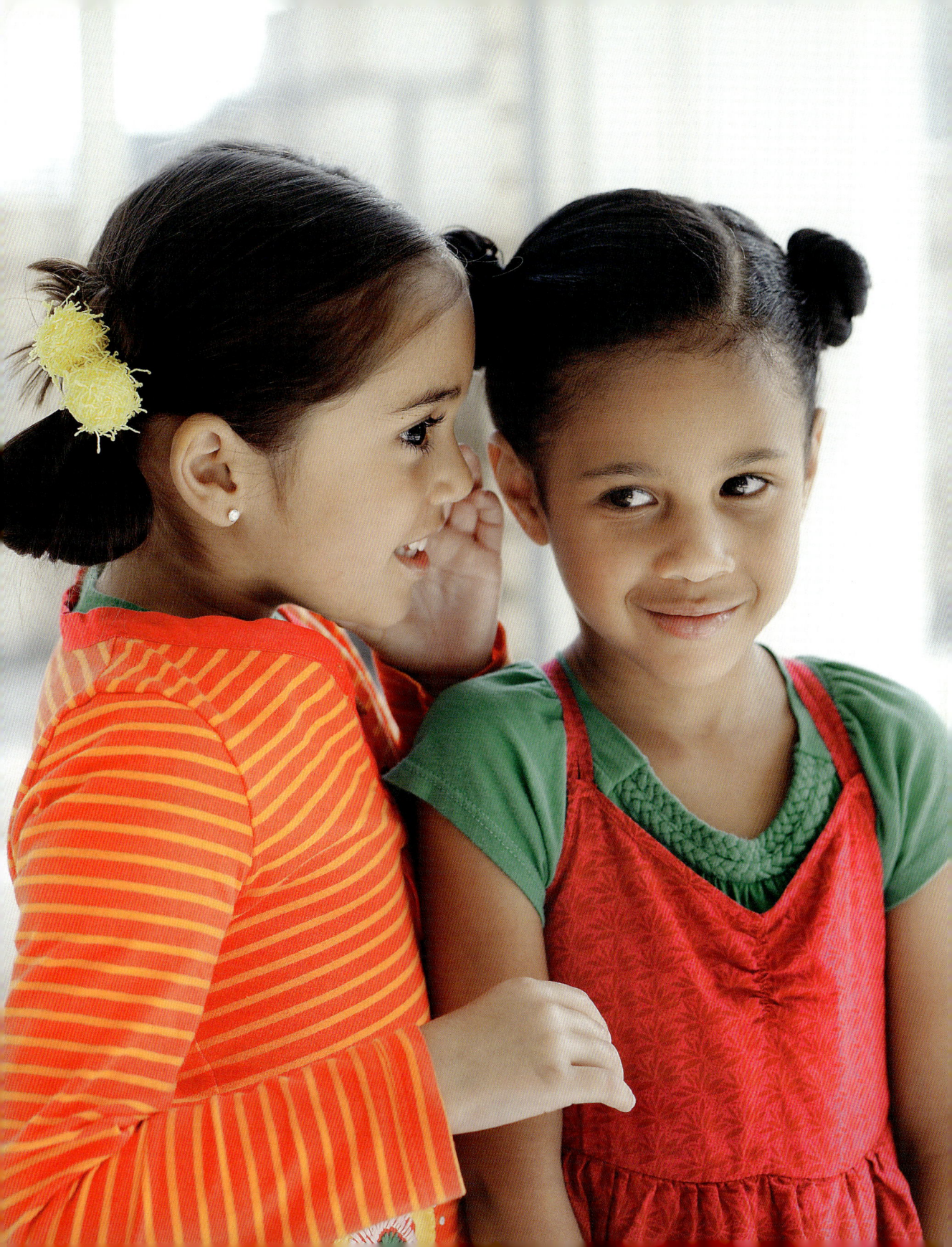

양갈래 고리 머리

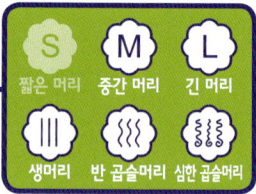

매우 간단한 데다 귀엽기까지 한 스타일입니다. 충분히 길어야 고리를 제대로 만들 수 있기 때문에 긴 머리에 알맞습니다. 하지만 짧은 머리로 만든 작은 고리도 귀여워요.

준비물
- 빗이나 패들 브러시
- 머리끈

소요 시간
5분

Step 1 머리를 완전히 말린 후, 빗이나 브러시로 매끄럽고 엉킨 데가 없도록 빗어 줍니다. 가운데에서 가르마를 탑니다.

Step 2 가르마 한쪽의 머리를 모아서 포니테일을 귀 아래에 낮게 묶어줍니다. 귀여운 머리 방울로 해 주세요(**그림 1**). 마지막으로 고무줄 사이로 머리를 빼낼 때, 완전히 다 빼내지 말고 끝부분이 고무줄 사이에 끼어서 느슨한 고리가 만들어지도록 하세요(**그림 2**). 머리가 길수록 고리도 커집니다.

Step 3 다른 쪽 머리에도 똑같이 해 주세요. 손으로 매만져서 양쪽 고리를 비슷한 크기로 만들어 주세요.

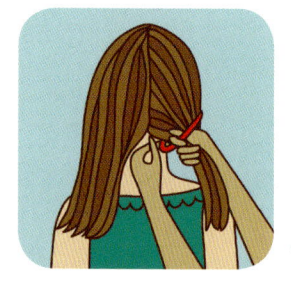
1

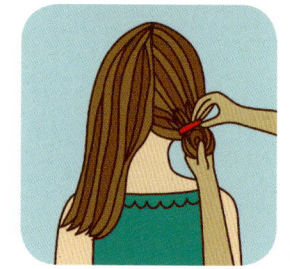
2

양갈래 도넛 머리

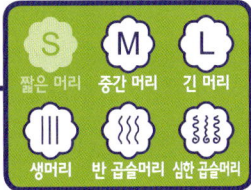

긴 머리에 하면 좋은 스타일입니다. 도넛 모양 매듭을 귀 바로 위에 만들 때와 머리 양쪽 높이 만들 때가 있는데, 후자의 경우 원숭이나 곰의 동그란 귀처럼 보여 아주 귀엽습니다. 머리를 땋은 다음에 매듭을 만들어도 됩니다(영화 '스타워즈'에 나오는 레이아 공주님처럼요!).

준비물
- 패들 브러시나 빗살 간격이 넓은 빗
- 머리핀
- 분무기
- 촘촘한 빗
- 머리끈

소요 시간
5분

Step 1 완전히 마른 머리에 브러시나 빗살 간격이 넓은 빗으로 빗어서 매끄럽고 엉킨 곳이 없게 해 주세요. 분무기를 가볍게 뿌려서 약간 적셔 주세요.

Step 2 촘촘한 빗으로 가운데에 가르마를 타세요. 한쪽의 머리를 모아서 매듭을 만들고 싶은 위치에 놓고 머리끈으로 묶어 고정하세요(그림 1).

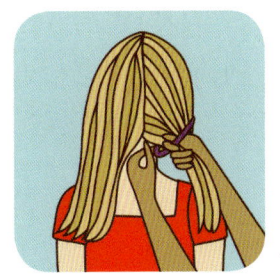

1

Step 3 묶은 머리를 한쪽 방향으로 꼬다 보면 자연스럽게 도넛 모양으로 감깁니다. 다 감기면 머리끝을 도넛 가운데 구멍에 밀어 넣으세요. 밀어 넣은 머리끝을 머리핀으로 머리통에 고정시키세요(그림 2).

Step 4 다른 쪽 머리에도 같은 과정을 반복하세요.

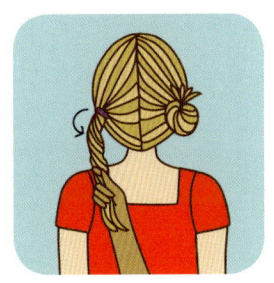

2

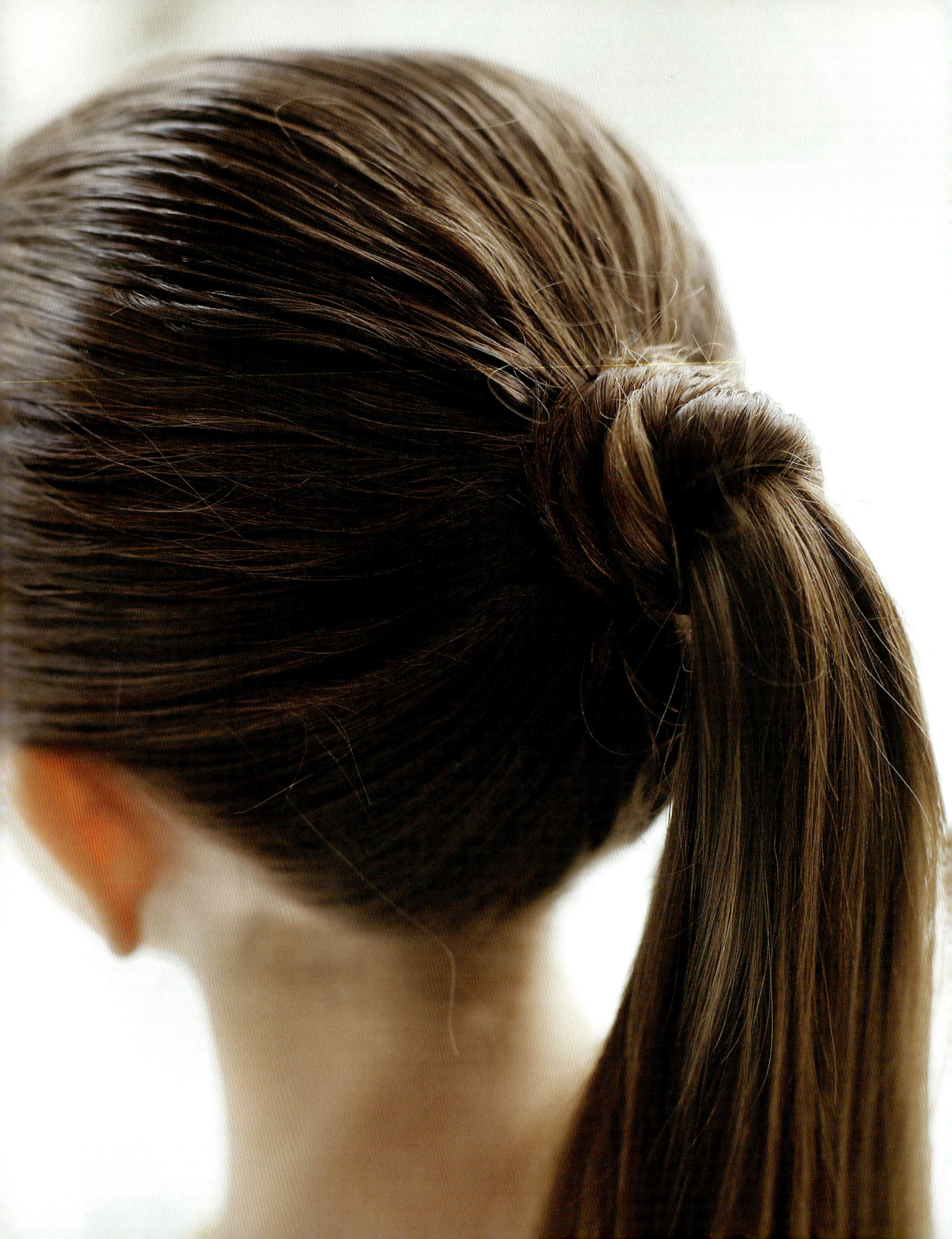

돌려 감은 포니테일

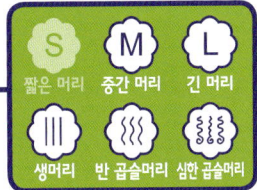

기본 포니테일에서 조금 더 신경을 써서 세련되게 한 스타일입니다.
이 스타일을 하려면 머리가 길어야 해요.

준비물
- 빗이나 패들 브러시
- 머리끈
- 머리핀

소요 시간
5분

Step 1 다 마른 머리를 빗이나 브러시로 빗어서 매끄럽고 엉킨 데가 없게 만드세요.

Step 2 포니테일을 높게, 혹은 낮게 머리끈으로 묶어 주세요. 이때, 너비 2~3cm 정도 되는 가닥을 묶지 말고 아래쪽에 남겨 두세요(**그림 1**).

Step 3 남겨 둔 가닥을, 묶은 포니테일의 머리끈 부분에 여러 번 돌려서 감아 주세요. 머리끈이 완벽하게 가려져야 합니다(**그림 2**).

Step 4 다 감은 후에, 머리끝을 포니테일의 뿌리 부분에 머리핀으로 고정해 주세요. 빠지지만 않는다면 머리끈 밑으로 밀어 넣기만 해도 돼요.

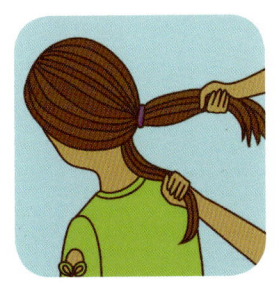

1

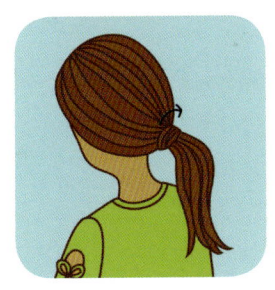

2

뒤집은 포니테일

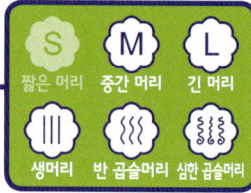

안팎을 뒤집듯이 한 번 꼬아 만드는 포니테일입니다. 묶은 머리끝을 머리 가닥 사이로 통과시키기만 하면 돼요! 적어도 어깨까지 오는 길이의 긴 머리여야 합니다.

준비물
- 빗이나 패들 브러시
- 머리끈

소요 시간
5분

Step 1 머리를 완전히 말린 후, 빗이나 브러시로 매끄럽고 엉킨 데가 없도록 빗어 줍니다.

Step 2 머리를 목덜미 쪽에 모아서 머리끈으로 포니테일을 낮게 묶으세요. 그런 다음 머리끈을 5~7cm 정도 아래로 당겨 느슨하게 만듭니다.

Step 3 머리끈 위쪽의 머리 가닥 사이로 검지와 중지를 넣어 구멍을 만들고, 다른 손으로는 묶은 머리끝을 잡고 구멍의 위에서 아래로 통과시켜 주세요.

Step 4 묶은 머리 전체를 구멍으로 천천히 통과시키세요. 만약에 포니테일이 너무 뻣뻣하면, 머리끈을 아래로 좀 더 당겨서 느슨하게 만들어 주세요. 뒤집은 포니테일의 끝 부분을 매끄럽게 브러시로 빗어 주세요.

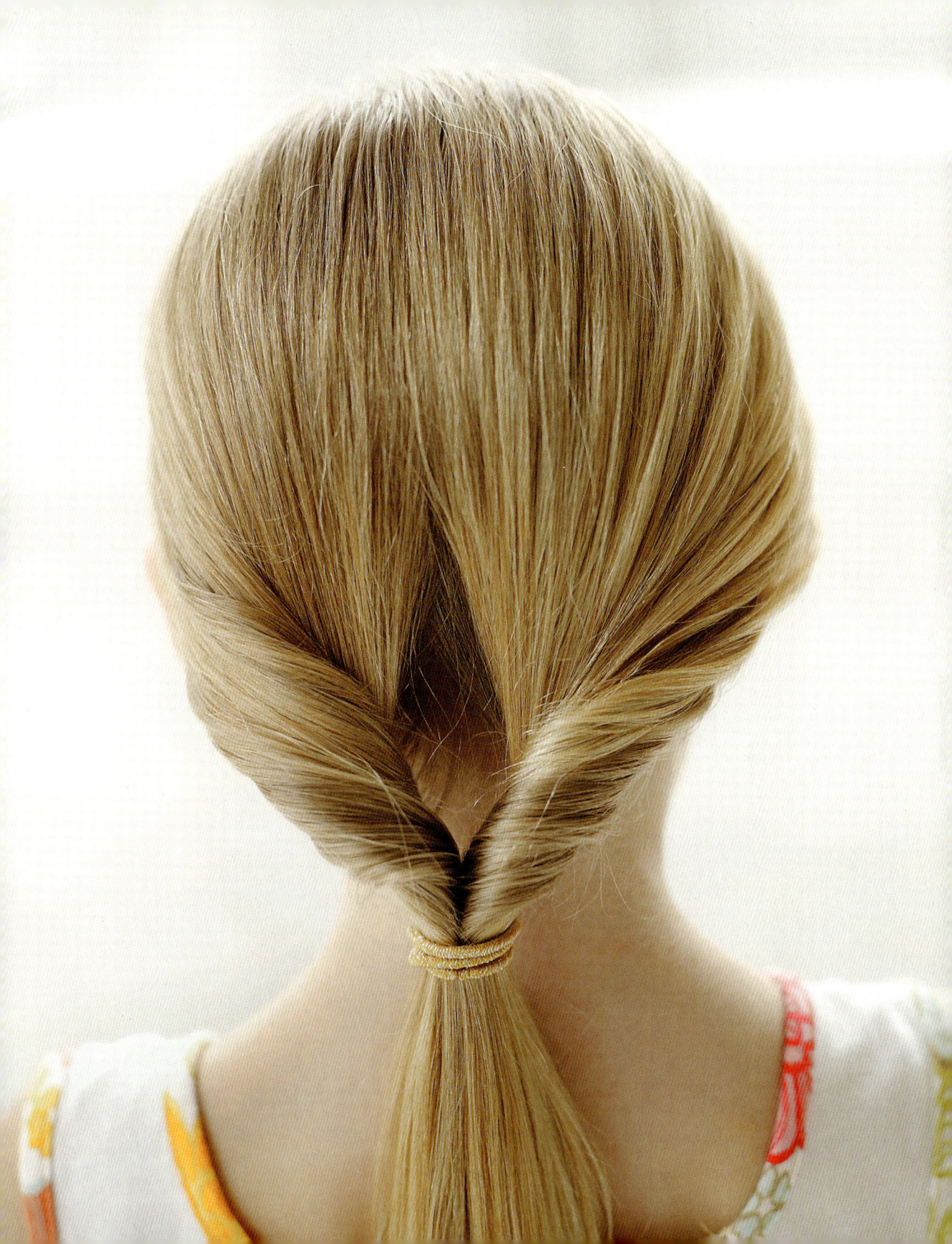

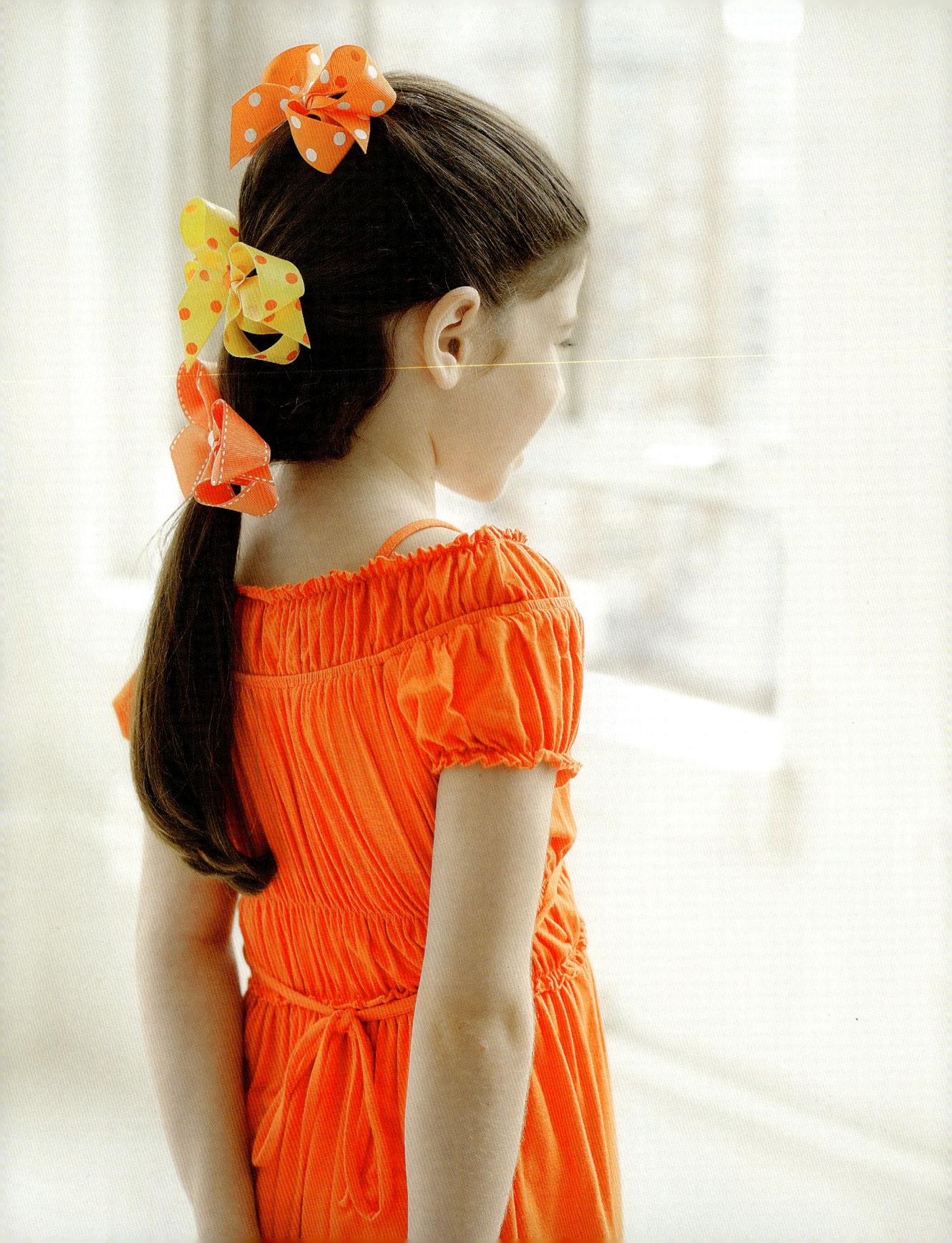

리본 삼총사

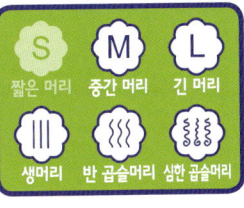

빠른 시간 안에 할 수 있는 화려하고 여성스러운 스타일입니다.

준비물
- 패들 브러시나 빗살 간격이 넓은 빗
- 촘촘한 빗
- 미니 고무줄 3개
- 리본 머리핀 3개

소요 시간
5분

Step 1 완전히 마른 머리를 브러시나 빗살 간격이 넓은 빗으로 빗어서 매끄럽고 엉킨 곳이 없게 해 주세요.

Step 2 촘촘한 빗으로 한쪽 귀 위에서 다른 쪽 귀 위까지 가로로 가르마를 타세요. 가르마 위쪽 머리를 정수리 근처에서 모아 잡고 미니 고무줄로 묶으세요(그림 1).

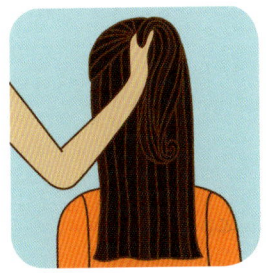
1

Step 3 한쪽 귀의 중간쯤에서 다른 쪽 귀의 중간쯤까지 가로로 가르마를 하나 더 타세요. 가르마 위쪽 머리를 Step 2에서 묶은 머리와 모아 잡고 미니 고무줄로 묶으세요(그림 2).

Step 4 남은 머리를 모두 목덜미 쪽에서 모아 잡고 미니 고무줄로 묶으세요.

Step 5 예쁜 리본 머리핀으로 미니 고무줄을 각각 가려 줍니다. 리본 머리핀은 3개를 같은 색깔과 같은 무늬로 골라도 되고, 모두 다르게 해도 돼요.

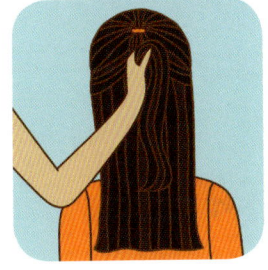
2

램프의 요정 지니

긴 머리에 할 수 있는 마법의 스타일이 눈 깜빡하는 사이에 완성됩니다!

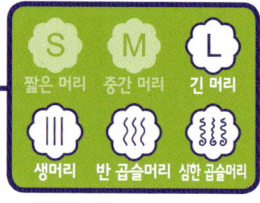

준비물
- 빗이나 패들 브러시
- 머리끈
- 실핀 여러 개
- 미리 가열해 놓은 고데기
- 헤어스프레이

소요 시간
5~10분

Step 1 머리를 뒤로 넘겨서 빗이나 패들 브러시로 매끄럽게 빗은 후, 정수리 근처에 포니테일로 단단히 묶어 주세요. 그런 다음, 포니테일의 뿌리 부분에서 너비 2~3cm 정도의 머리 가닥을 분리하세요(**그림 1**).

Step 2 분리한 머리 가닥을 머리끈 위에 여러 번 돌려 감아서 완전히 가려 주세요. 다 감은 후, 머리끝을 실핀으로 고정하세요. 실핀을 X자로 겹쳐 고정하면 튼튼해요(**그림 2**).

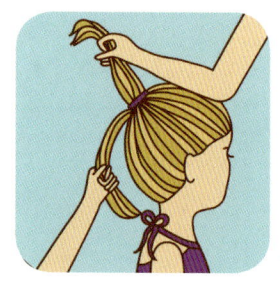
1

Step 3 미리 가열해 놓은 고데기로 포니테일의 끝 부분을 바깥쪽으로 말아 컬을 만들어 주세요.

Step 4 컬이 펼쳐지도록 매만진 후에 헤어스프레이를 가볍게 뿌려 주세요.

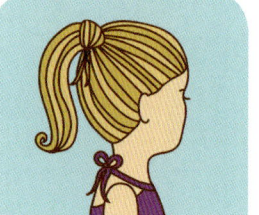
2

응용하기
Step 2에서, 분리한 머리 가닥을 예쁘게 땋은 다음에 감아 보세요!

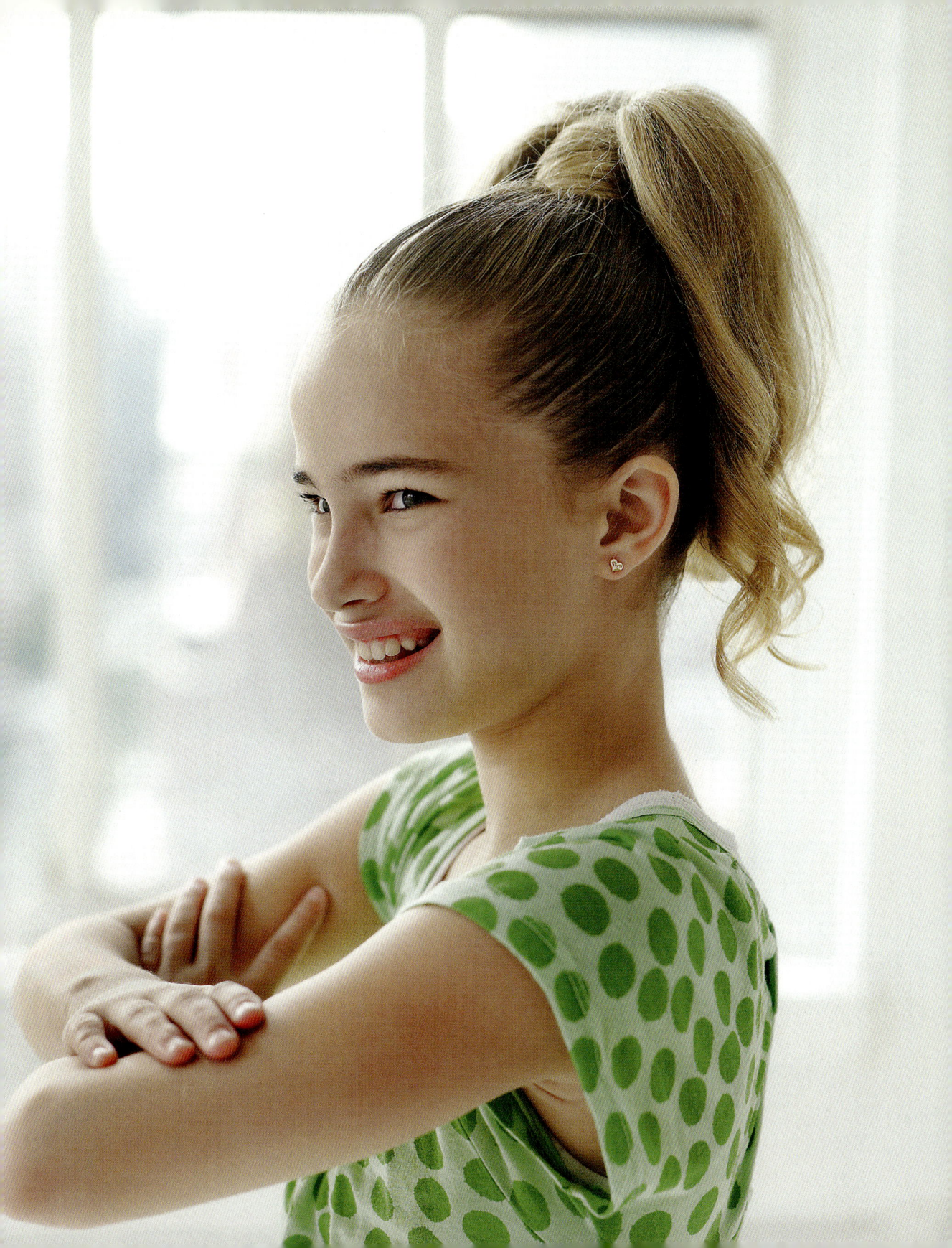

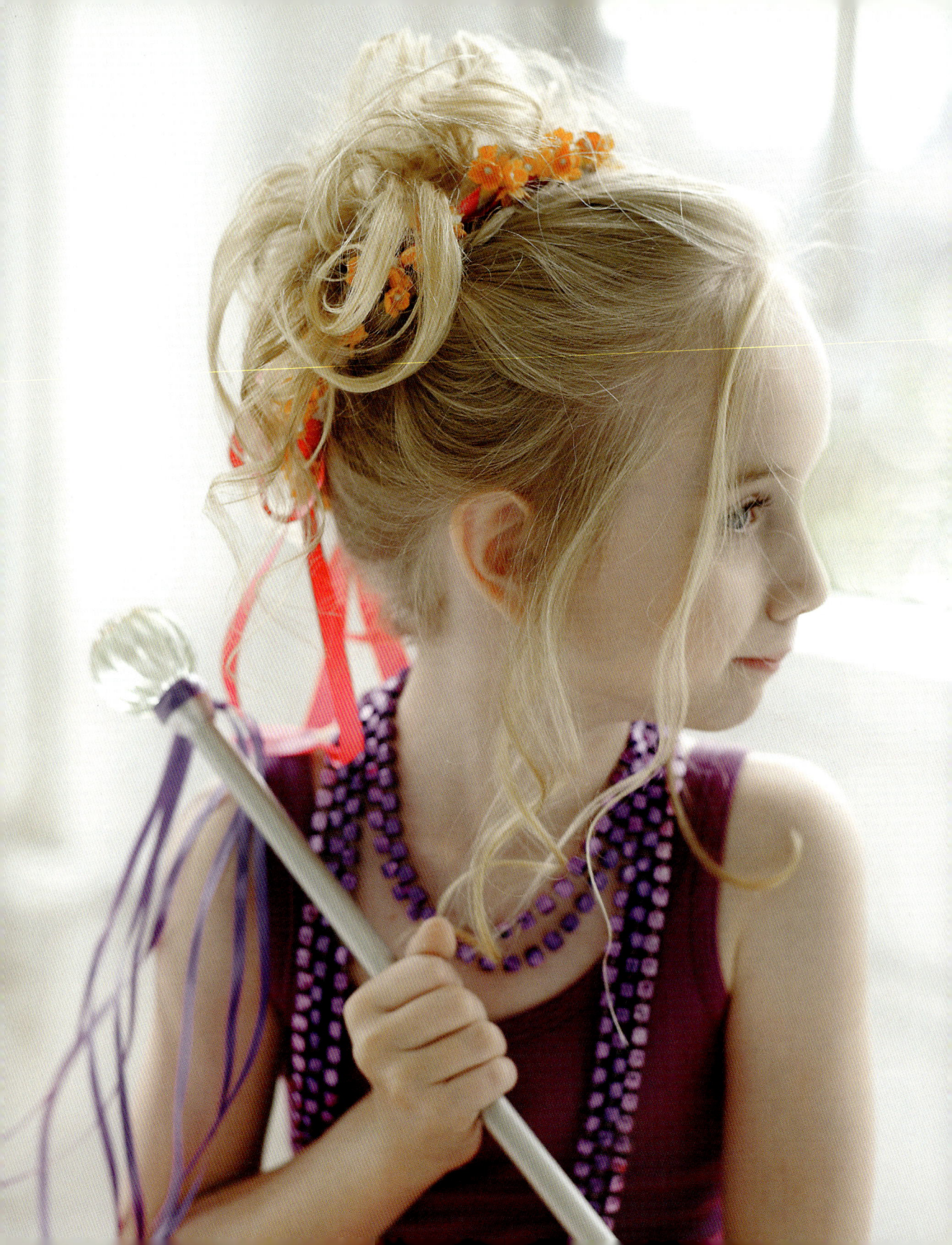

요정 나라 공주

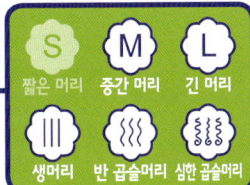

티아라를 쓰고 마법 지팡이를 흔들며 주문을 연습하는 놀이는 그만두고, 친구들과 함께 왕실 티 파티를 열어 보세요. 무엇을 하며 놀든, 이 환상적인 헤어스타일이라면 반짝반짝 빛날 거예요.

준비물
- 패들 브러시나 빗살 간격이 넓은 빗
- 머리끈
- 촘촘한 빗
- 미리 가열해 놓은 고데기
- 티아라나 리본을 엮어 만든 관(원하는 경우에만)
- 머리에 뿌리는 반짝이(원하는 경우에만)

소요 시간
15분 이상

Step 1 완전히 마른 머리를 브러시나 빗살 간격이 넓은 빗으로 빗어서 매끄럽고 엉킨 곳이 없게 해 주세요. 촘촘한 빗으로 한쪽 귀 위에서 다른 쪽 귀 위까지 가로로 가르마를 타세요.

Step 2 가르마 위쪽 머리를 정수리에서 모아 잡고 브러시로 빗은 후 포니테일로 묶습니다. 묶기 전에, 촘촘한 빗으로 머리 몇 가닥을 얼굴 양쪽으로 부드럽게 흘러내리도록 빼내 주세요. 늘어뜨린 머리 가닥은 일단 놔두세요.

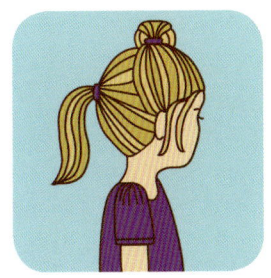

Step 3 가르마 아래쪽 머리를 모아서 뒤통수 가운데에 포니테일로 단단히 묶어 주세요.(**그림 1**).

Step 4 Step 2와 3의 포니테일을 너비 3~5cm 정도의 가닥으로 나눠서 잡고, 고데기의 몸통 부분에 감아 각각 다른 방향으로 컬을 만들어 주세요. 몇 초만 몸통에 감아 두어야지, 너무 오래 놔두면 머리카락이 손상됩니다(**그림 2**).

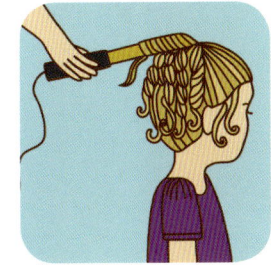

Step 5 Step 2에서 얼굴 양쪽으로 늘어뜨린 머리 가닥도 고데기로 말아 주세요. 화려하게 컬을 준 머리에 티아라나 리본으로 엮어 만든 관을 얹어서 마무리하세요. 요정들이 갖고 다니는 가루처럼 반짝이를 뿌려 주어도 좋습니다.

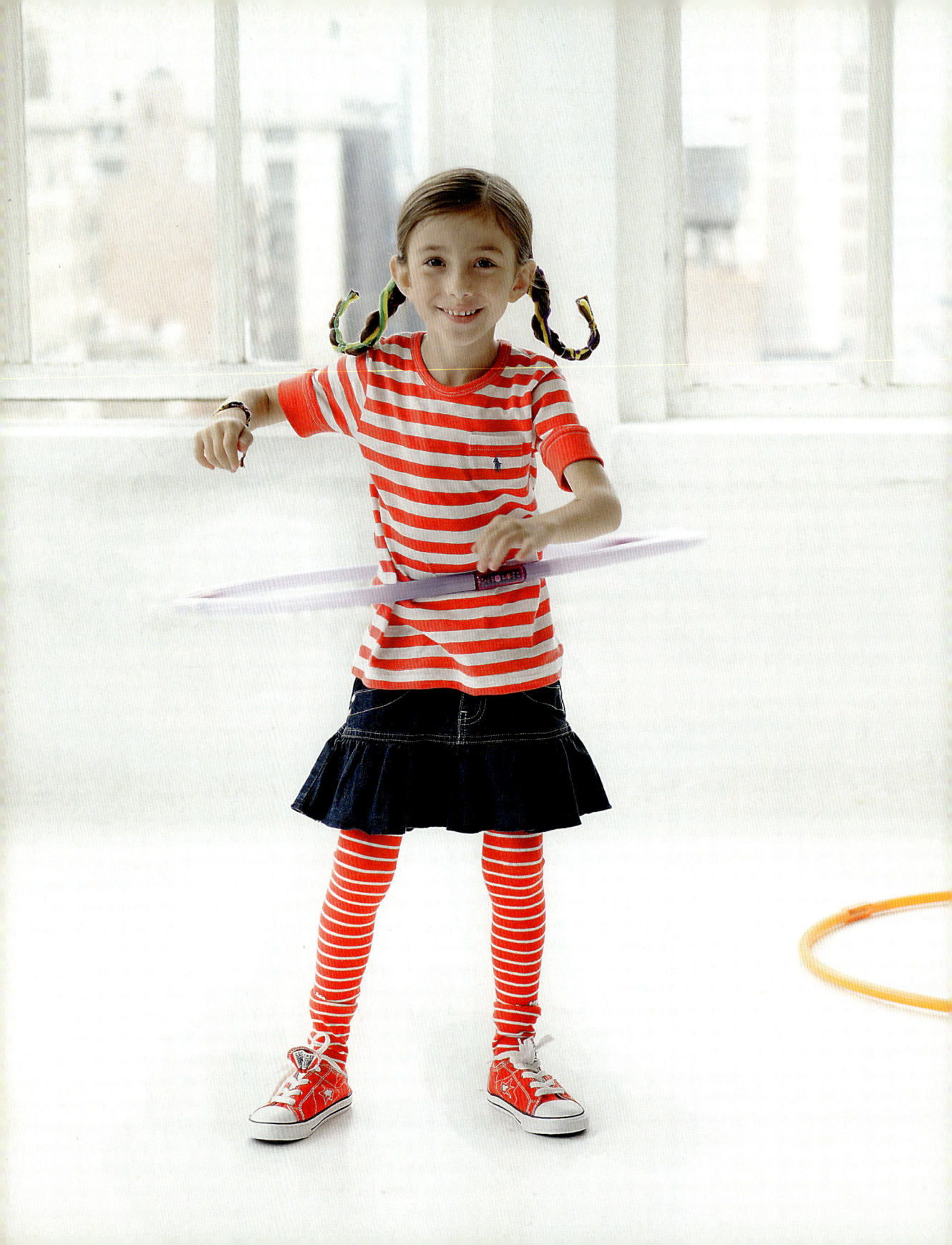

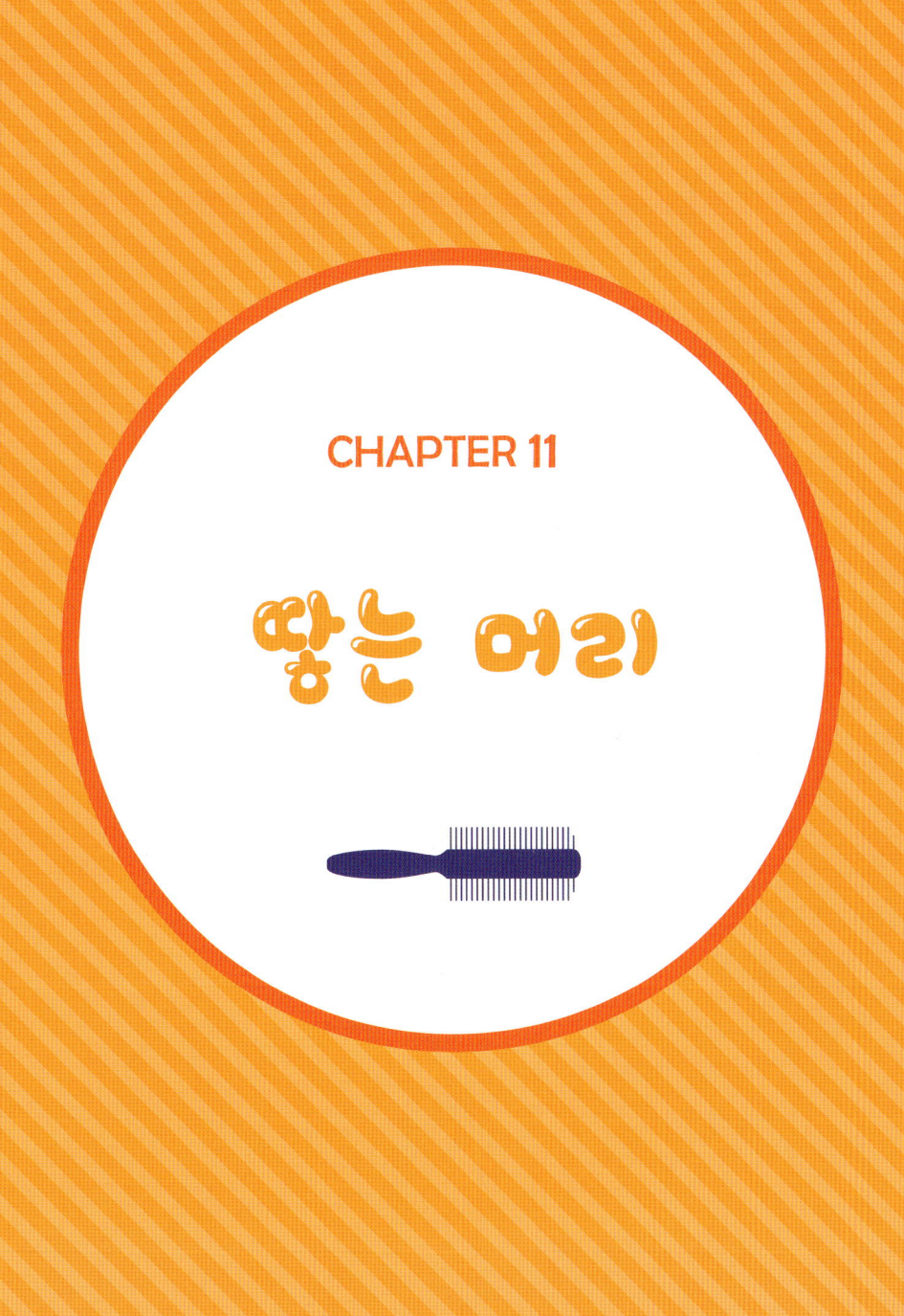

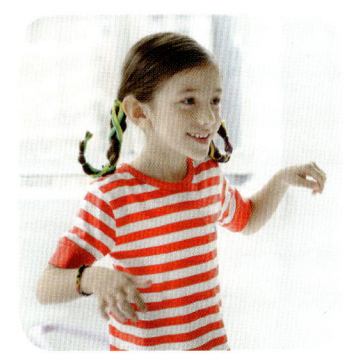

많은 부모님들이 머리 땋기를 두려워합니다. 다소 복잡하고 헷갈려서이기도 하고, 아이들이 머리 땋는 동안 가만히 앉아 있질 않으니 힘들어서이기도 하지요. 머리를 잘 땋으려면 연습을 하는 편이 좋습니다. 만약에 화려한 디스코 땋기나 지네 땋기를 시도한다면 더더욱요. 어떤 엄마는 세 딸의 머리를 땋아 주기 전에 인형 머리로 땋는 연습을 했다고 하더군요! 머리를 땋는 동안 아이가 꼼지락거리지 않도록, 컴퓨터나 TV 앞에 앉혀 놓아 주의를 돌리는 것도 좋은 방법입니다.

　가늘게 땋은 앙증맞은 머리는 길이가 많이 길지 않아도 할 수 있지만, 땋아서 올리는 화려한 머리는 꼭 길이가 길어야 합니다. 하지만 모발 유형은 땋는 데 상관없어요! 땋을 때는 엉킨 데가 없는 축축하게 젖은 머리(분무기를 준비해 두세요)가 좋습니다. 보통 숱 많고 굵은 머리가 땋기 쉽습니다. 아이의 머리숱이 적고 가늘다면 젤 같은 것을 사용해 잔머리를 정리하고 빠져나가는 머리카락을 잡아 주면서 땋는 게 좋습니다. 끝을 묶어야 하니까 머리끈을 가까이 준비해 두시고요.

　또, 땋을 때는 단단히 땋아야 하지만 너무 세게 당기면 안 된다는 사실도 기억하세요. 땋을 때 머리를 너무 당기면 머리카락이 손상되기 쉬워요.

기본 땋기

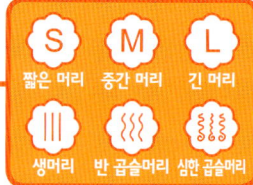

기본 땋기를 할 수 있게 되면 이를 응용한 재미있는 스타일도 많이 할 수 있어요! 언제 해도 좋은 기본 땋기 방법을 알려 드릴게요.

준비물
- 빗살 간격이 넓은 빗
- 촘촘한 빗
- 머리끈

소요 시간
5분

Step 1 젖은 머리(머리를 감은 후 수건으로 말렸거나 분무기로 적신 머리)를 빗살 간격이 넓은 빗으로 엉킨 곳 없이 풀어 주세요.

Step 2 촘촘한 빗을 사용해서 머리카락을 동일한 3개의 가닥으로 나누세요 (**그림 1**). 세로 방향으로 오른쪽, 왼쪽, 그리고 가운데로요.

Step 3 오른손으로 오른쪽 머리를 잡고, 왼손으로는 나머지 두 가닥의 머리를 분리해서 잡으세요. 오른쪽 머리를 가운데 머리 위로 넘긴 후에 왼손으로 잡으세요(**그림 2**). 원래 오른쪽에 있던 머리가 이제 가운데로 왔어요. 세 가닥의 머리를 서로 멀어지게 당기면 땋은 부분이 단단하게 조여집니다.

Step 4 이제 왼쪽 가닥의 머리를 가운데 머리 위로 넘기세요(**그림 3**). 원래 왼쪽에 있던 머리가 이제 가운데로 왔어요. 다시 단단하게 조여 주세요.

Step 5 계속 오른쪽과 왼쪽 머리를 번갈아서 가운데 머리 위로 넘겨 주세요 (**그림 4**). 머리 끝부분에 다다르면 머리끈으로 단단히 묶어 주세요.

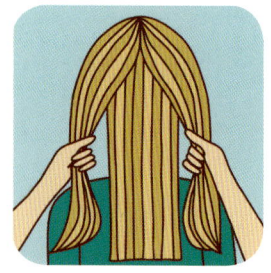
1

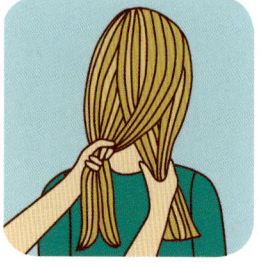
2

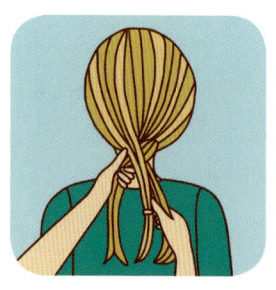
3

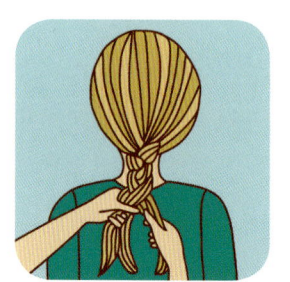
4

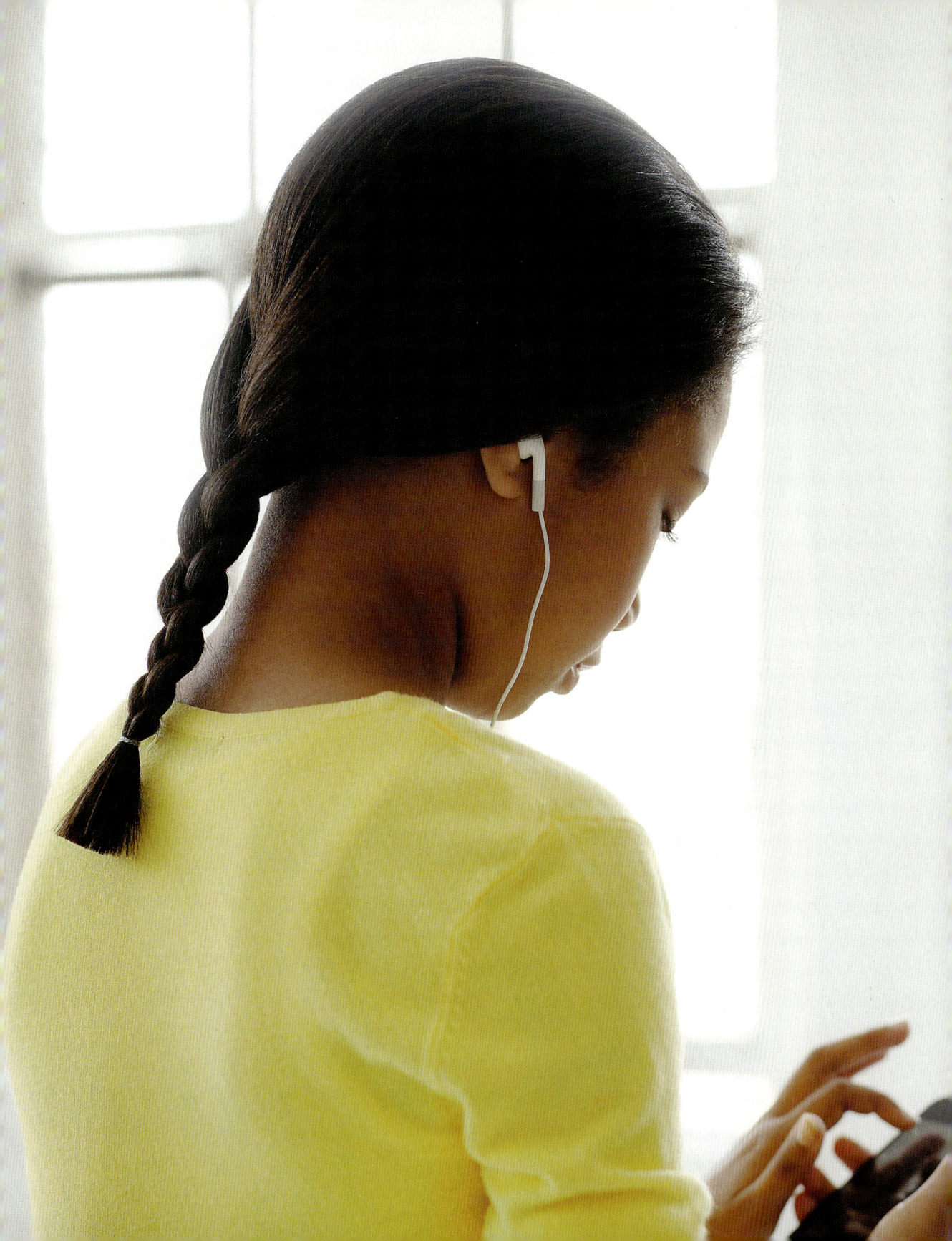

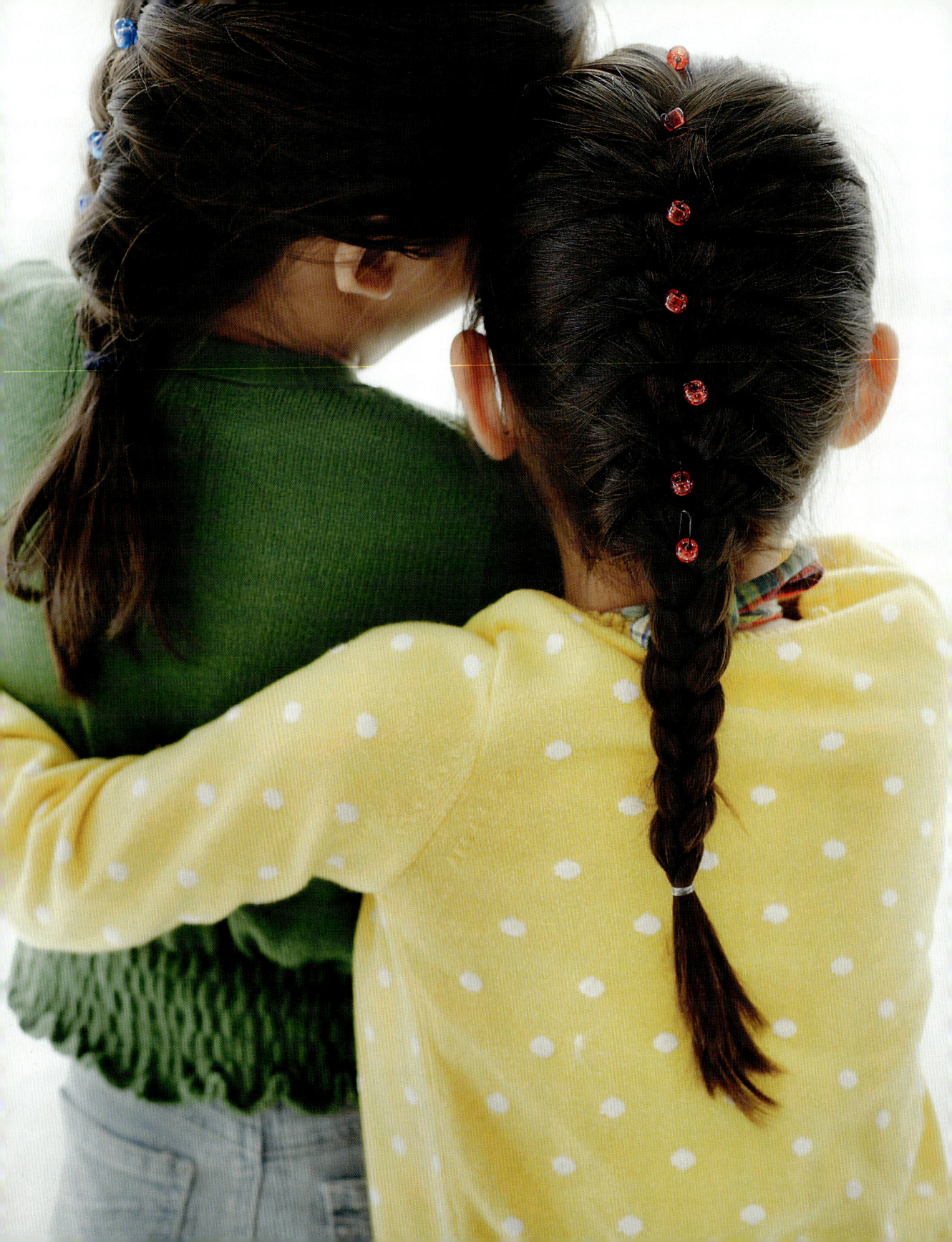

디스코 땋기

'프랑스식 땋기'라고도 합니다. 어린 여자아이들은 요조숙녀 같아 보이는 이 스타일을 좋아합니다. 모임에 가거나 학급 사진을 찍거나 특별한 일이 있는 날에 간편하게 할 수 있는 멋진 스타일이지요. 평소에도 얼굴을 가리는 머리를 뒤로 예쁘게 넘겨서 고정하고 싶을 때 유용합니다. 보기에는 복잡해 보이지만, 기본 땋기를 할 수 있으면 충분히 할 수 있습니다. 또 연습을 많이 할수록 빨리 될 테고요. 이 스타일 또한 머리를 적시거나 살짝 젤을 바른 다음에 시작하세요. 엉킨 곳이 없는지도 확인하시고요.

준비물
- 빗살 간격이 넓은 빗
- 촘촘한 빗
- 머리끈
- 헤어젤(원하는 경우에만)

소요 시간
10~15분

Step 1 젖은 머리(머리를 감은 후 수건으로 말렸거나 분무기로 적신 머리)를 빗살 간격이 넓은 빗으로 엉킨 곳 없이 풀어 주세요. 양쪽 관자놀이 사이에 있는 머리 앞쪽 부분의 머리를 들어 올리세요. 가르마 없이 뒤로 빗어 내린 후에, 촘촘한 빗을 사용해서 동일한 3개의 가닥(왼쪽, 오른쪽, 가운데)으로 나누세요(그림 1).

Step 2 왼쪽 머리를 가운데 머리 위로 넘긴 다음에, 오른쪽 머리를 가운데 머리 위로 넘기세요. 세 가닥의 머리를 서로 다른 방향으로 잡아당겨서 땋은 부분을 조여 주세요(148쪽 기본 땋기 참조).

Step 3 오른손 새끼손가락이나 검지로 오른쪽 머리 옆에 늘어져 있는 머리에서 2~3cm 너비로 한 가닥을 집어 올리세요. 집어 올린 머리 가닥을 오른쪽 머리와 합치세요(그림 2).

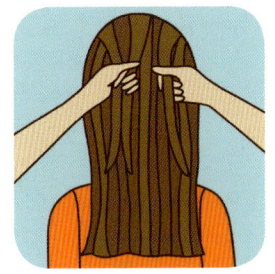

1

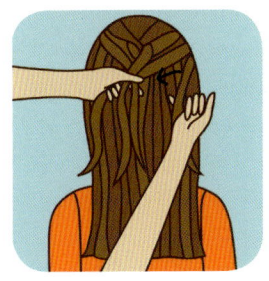

2

Step 4 이제 합쳐진 오른쪽 머리는 가운데 머리 위로 넘기세요. 기본 땋기를 할 때처럼요. 세 가닥의 머리를 당겨서 조여 주세요.

Step 5 같은 방식으로, 왼쪽 머리 옆의 머리에서도 한 가닥을 집어 올려서 왼쪽 머리와 합치세요. 그런 다음 가운데 머리 위로 넘기세요(**그림 3**). 세 가닥의 머리를 당겨서 조여 주세요.

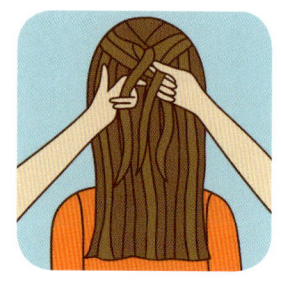

3

Step 6 계속해서 오른쪽과 왼쪽 머리를 약간씩 더하세요. 목덜미로 내려갈수록 남은 머리가 줄어듭니다(**그림 4**). 마지막으로 목덜미에 남은 머리를 두 가닥으로 나눈 후, 각각 오른쪽 머리와 왼쪽 머리에 합치세요.

Step 7 기본 땋기로 마무리하고 머리끈으로 단단히 묶으세요(**그림 5**). 헤어 젤을 완두콩 크기만큼 짜서 손바닥으로 비빈 다음, 삐져나온 잔머리를 다듬어 주세요.

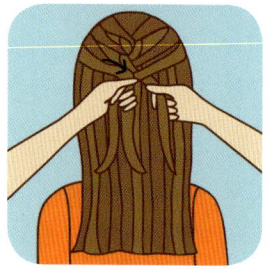

4

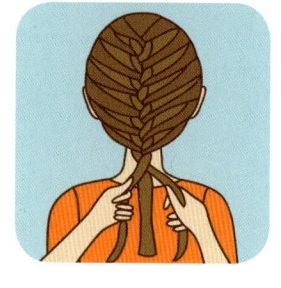

5

하트 땋기

앞서 소개한 기본 땋기와 디스코 땋기에 능숙해져야 이 멋지고 독특한 스타일을 할 수 있어요!

준비물
- 빗살 간격이 넓은 빗
- 촘촘한 빗
- 집게핀
- 머리끈

소요 시간
15분

Step 1   젖은 머리(머리를 감은 후 수건으로 말렸거나 분무기로 적신 머리)를 빗살 간격이 넓은 빗으로 엉킨 곳 없이 풀어 주세요. 그리고 촘촘한 빗으로 가운데에 가르마를 타세요. 가르마 한쪽 머리를 귀 바로 위쪽에 집게핀으로 고정해 주세요.

Step 2   가르마 다른 쪽의 머리에서, 촘촘한 빗으로 정수리 부분의 머리에서 가느다랗게 한 가닥을 분리합니다. 이 가닥의 위치는 헤어라인에서 시작해 정수리 쪽으로 5cm 정도 올라간 곳입니다(**그림 1**).

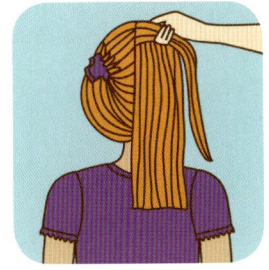

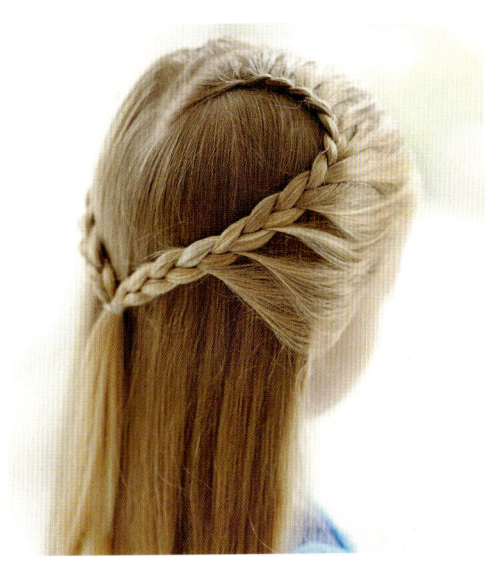

Step 3 분리한 가닥을 다시 3개의 가닥으로 나눠서 디스코 땋기를 시작하세요(151쪽 참조). 정수리에서 시작해 관자놀이 쪽으로 향하다가, 다시 뒤통수 쪽으로 내려오면 됩니다. 마치 하트의 반쪽처럼요. 디스코 땋기를 할 때는, 헤어라인 쪽 머리만 집어 올려서 땋으세요. 귀 앞쪽으로 흘러내리는 머리가 없어야 합니다(그림 2).

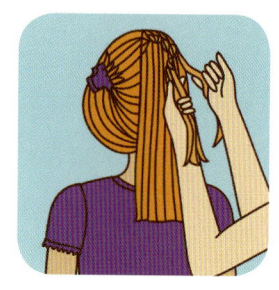
2

Step 4 뒤통수 한가운데쯤 왔으면 땋던 머리를 머리끈으로 묶어 주세요. 만약에 머리가 많이 길다면 귀의 중간쯤 되는 높이에서 땋기를 멈추세요. 나머지 부분은 뒤로 늘어뜨리고요(그림 3).

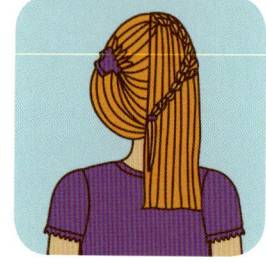

Step 5 가르마 반대쪽에 집게핀으로 고정해 놓았던 머리를 풀고, 앞의 과정을 반복하세요. 다 된 후엔 머리끈으로 묶으세요.

3

Step 6 각각 땋은 두 가닥을 뒤통수에 모아서 하트의 아랫부분이 되도록 고무줄로 묶어 주세요(그림 4).

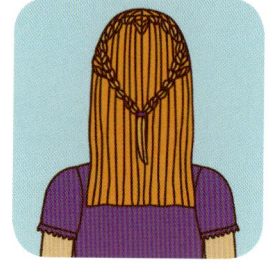
4

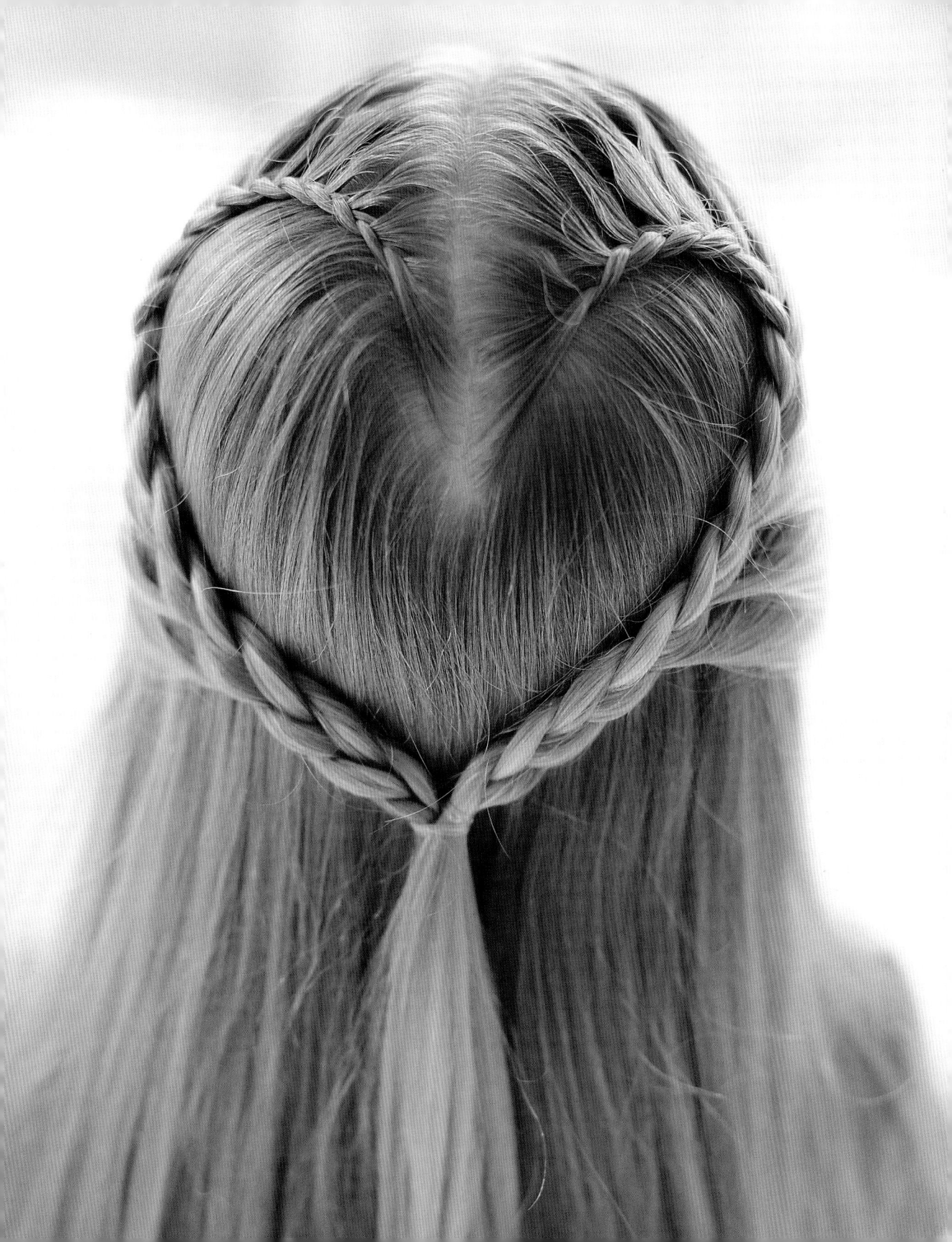

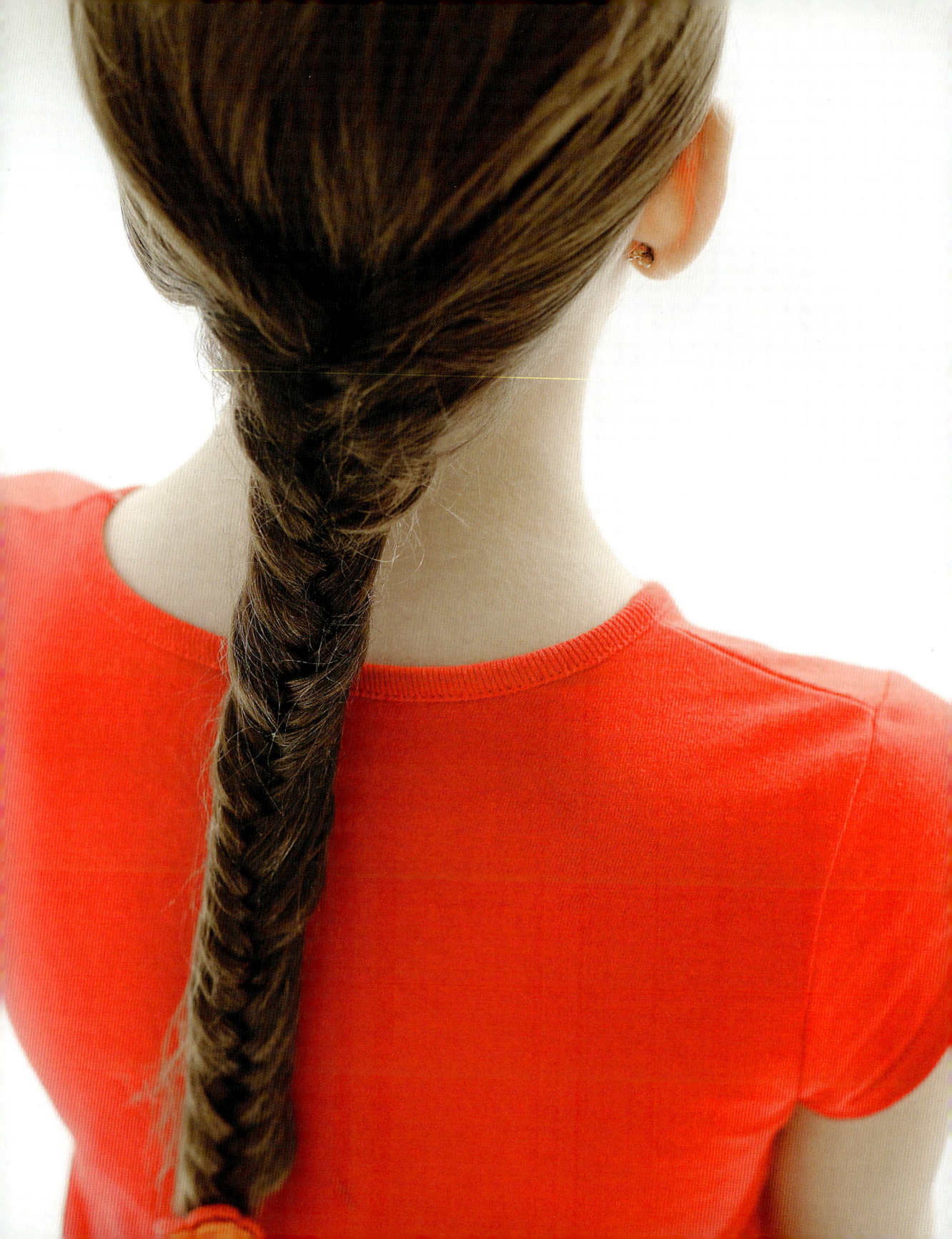

지네 땋기

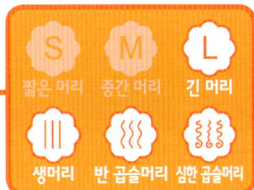

'헤링본 땋기'라고도 합니다. 정말 말도 안 되게 복잡해 보이지만(머리가 길면 더 그렇지요), 겁먹지 마세요. 손을 어떻게 움직이는지만 알면 저절로 완성되니까요.

준비물
- 빗살 간격이 넓은 빗
- 머리끈

소요 시간
15분

Step 1 젖은 머리(머리를 감은 후 수건으로 말렸거나 분무기로 적신 머리)를 빗살 간격이 넓은 빗으로 엉킨 곳 없이 풀어 주세요.

Step 2 목덜미 쪽에서 포니테일로 묶습니다. 포니테일로 묶은 머리를 동일한 2개의 가닥(왼쪽, 오른쪽)으로 나누세요**(그림 1)**. 자신이 있다면, 포니테일로 묶지 않고 바로 2개의 가닥으로 나눠서 시작해도 됩니다.

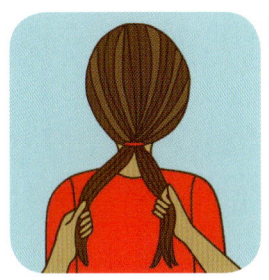

1

Step 3 오른손으로 오른쪽 머리를 잡으세요. 왼손으로, 왼쪽 머리의 바깥쪽에서 너비 3mm 정도의 가닥을 잡아서 오른쪽 머리의 안쪽으로 넘기고 오른손으로 함께 잡으세요**(그림 2)**. 왼쪽에서 가져온 가닥이 오른손에 있으니, 다시 2개의 가닥이 되었습니다. 단단히 조여 주세요.

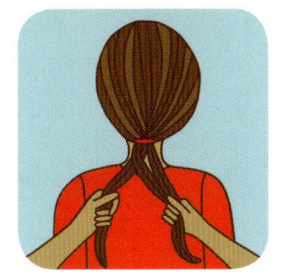

2

Step 4 이번에는 왼쪽 머리는 왼손으로 그대로 잡고 있고, 오른손으로 오른쪽 머리의 바깥쪽에서 너비 3mm 정도의 가닥을 잡아서 왼쪽 머리의 안쪽으로 넘기고 왼손으로 함께 잡으세요**(그림 3)**. 단단히 조여 주세요.

Step 5 계속해서 Step 3~4를 반복합니다. 이렇게 리듬을 타기 시작하면 아주 쉽답니다! 머리끝까지 다 땋으면 머리끈으로 단단히 고정하세요.

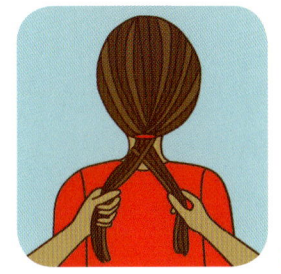

3

미니 땋기

이 재미있는 땋기는 발랄할 뿐 아니라, 헤어스타일에 포인트를 줄 때도 좋습니다. 게다가 더 좋은 점 한 가지! 머리 길이가 짧든, 길든, 그 중간이든 전혀 상관없다는 거예요.

준비물
- 빗살 간격이 넓은 빗
- 촘촘한 빗
- 머리끈
- 작은 머리핀

소요 시간
10분

Step 1 젖은 머리(머리를 감은 후 수건으로 말렸거나 분무기로 적신 머리)를 빗살 간격이 넓은 빗으로 엉킨 곳 없이 풀어 주세요. 촘촘한 빗으로 옆 가르마를 타 주세요.

Step 2 머리가 더 많은 쪽에서, 헤어라인부터 가르마를 따라 너비 5cm 안의 머리를 촘촘한 빗으로 끌어 모읍니다(그림 1).

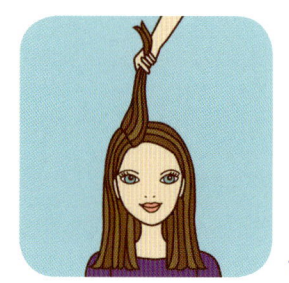

Step 3 끌어 모은 머리를 뒤통수 쪽으로 비스듬하게 땋아 내린 다음, 머리끈으로 단단히 묶으세요(그림 2). 다 땋은 머리는 가르마 반대쪽으로 늘어뜨려서 방해되지 않게 하세요.

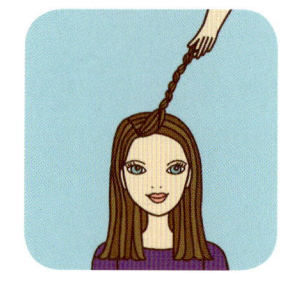

Step 4 머리 땋기가 끝난 지점에서, 다시 너비 5cm 안의 머리를 촘촘한 빗으로 끌어 모읍니다. 다시 뒤통수 쪽으로 비스듬하게 땋아 내린 다음, 머리끈으로 단단히 묶으세요(그림 3). 두 번째로 땋은 머리도 가르마 반대쪽으로 늘어뜨리세요.

Step 5 같은 방식으로, 원하는 만큼 미니 땋기를 해 나갑니다.

Step 6 작은 머리핀을 각각의 땋은 머리 위쪽에 꽂아 주세요. 보기에 예쁘기도 하지만, 땋은 머리가 아이의 얼굴로 내려오는 것을 막아 줍니다.

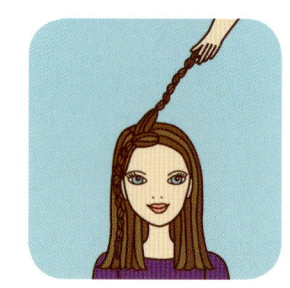

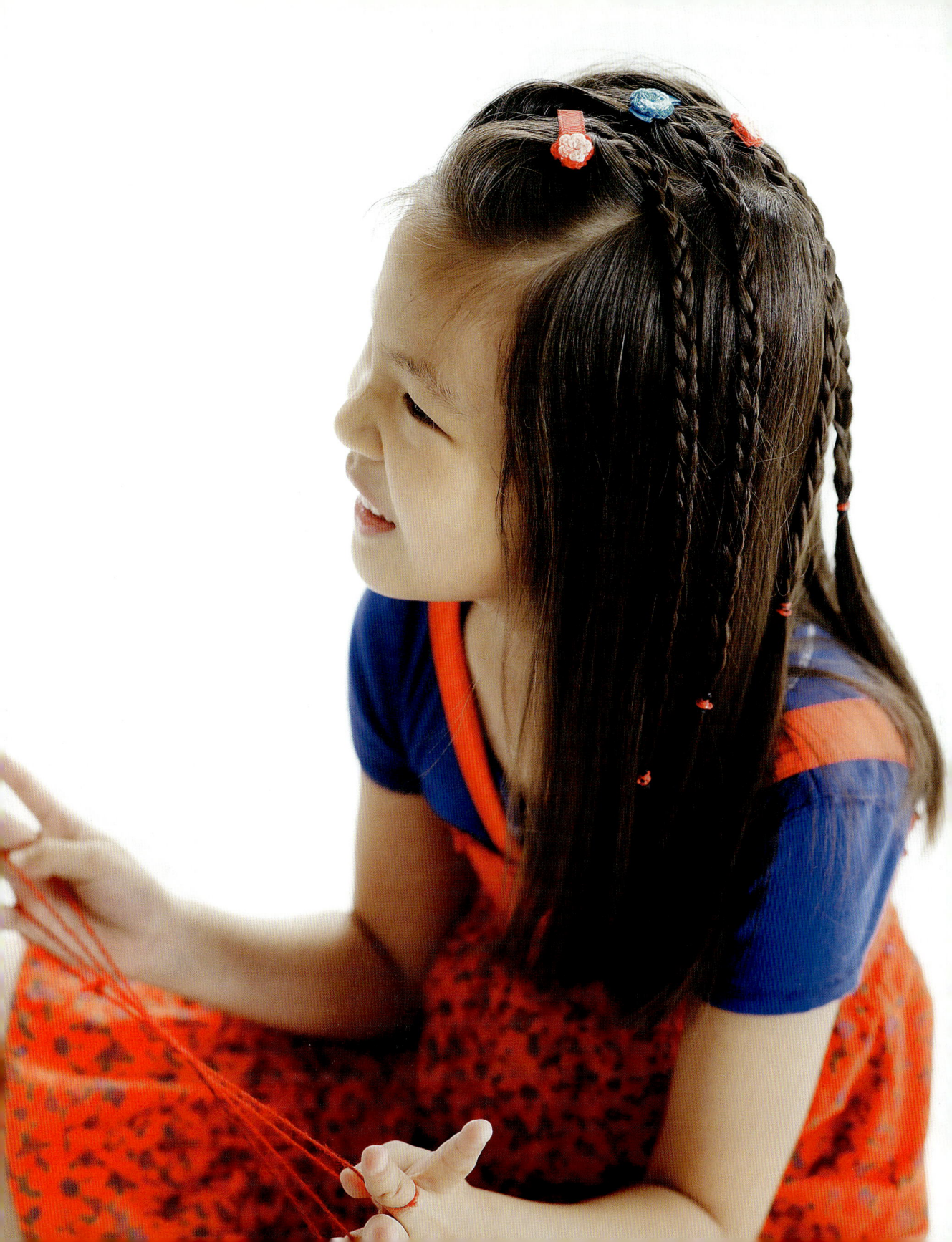

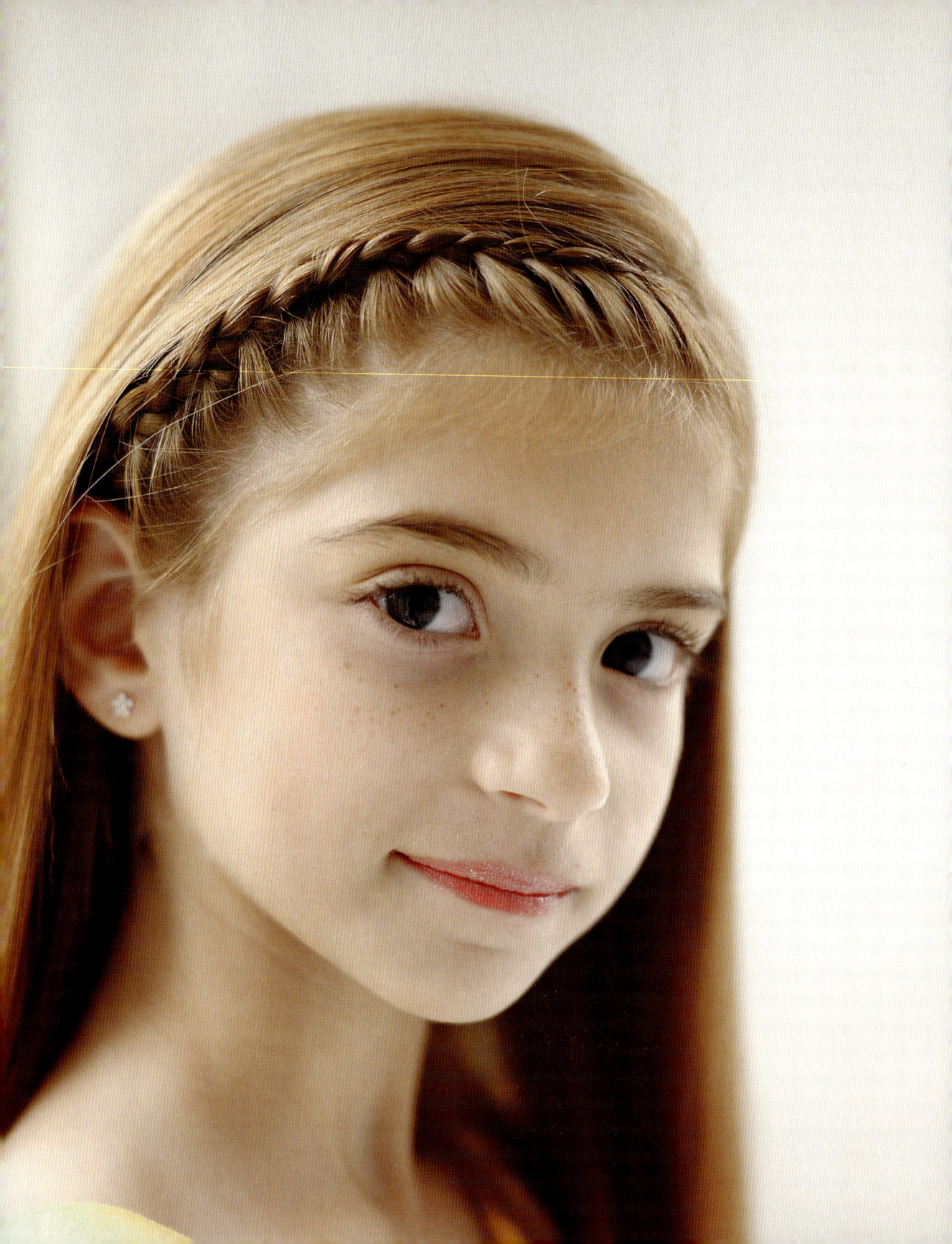

머리 땋기

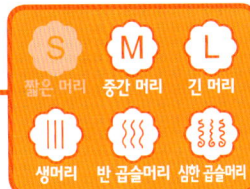

머리가 얼굴로 흘러내리지 않도록 막아 줄 뿐만 아니라, 이렇게 땋아서 머리띠처럼 하면 액세서리가 따로 필요 없지요. 뒤의 머리는 그냥 늘어뜨려도 되지만, 포니테일이나 만두머리, 굵게 땋은 머리를 해도 좋습니다.

준비물
- 빗살 간격이 넓은 빗
- 촘촘한 빗
- 머리끈
- 나비 집게핀
- 실핀

소요 시간
10~15분

Step 1 젖은 머리(머리를 감은 후 수건으로 말렸거나 분무기로 적신 머리)를 빗살 간격이 넓은 빗으로 엉킨 곳 없이 풀어 주세요.

Step 2 촘촘한 빗으로, 한쪽 귀 위에서 정수리를 지나 다른 쪽 귀 위까지 가르마를 타세요. 가르마의 앞쪽 머리를 얼굴 앞으로 빗어 내리세요. 뒤쪽 머리는 모아서 머리끈으로 묶거나 집게핀으로 집어서 방해되지 않게 하세요.

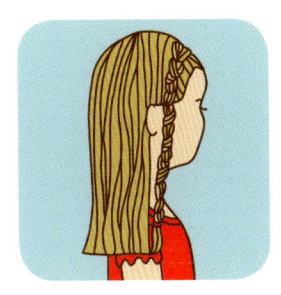

Step 3 어느 쪽 귀에서 땋기 시작할지 정하세요. 아이의 고개를 한쪽으로 기울여서 시작할 쪽의 귀가 천장을 향하게 하세요. 가르마 앞쪽의 머리로 디스코 땋기(151쪽 참조)를 시작합니다. 단단하게 조여 주면서 정수리를 지나 다른 쪽으로 내려오세요. 디스코 땋기를 할 때는, 헤어라인 쪽에서 너비 0.5~1cm 정도로 가닥을 끌어 모으며 진행합니다.

Step 4 반대편 귀에 다다르면, 땋은 머리를 머리끈으로 단단히 묶으세요. 귀 뒤로 넘겨서 몇 개의 실핀으로 고정하세요. Step 2에서 뒤쪽 머리를 고정하는 데 쓴 머리끈이나 집게핀을 빼내고 원하는 대로 스타일링하세요.

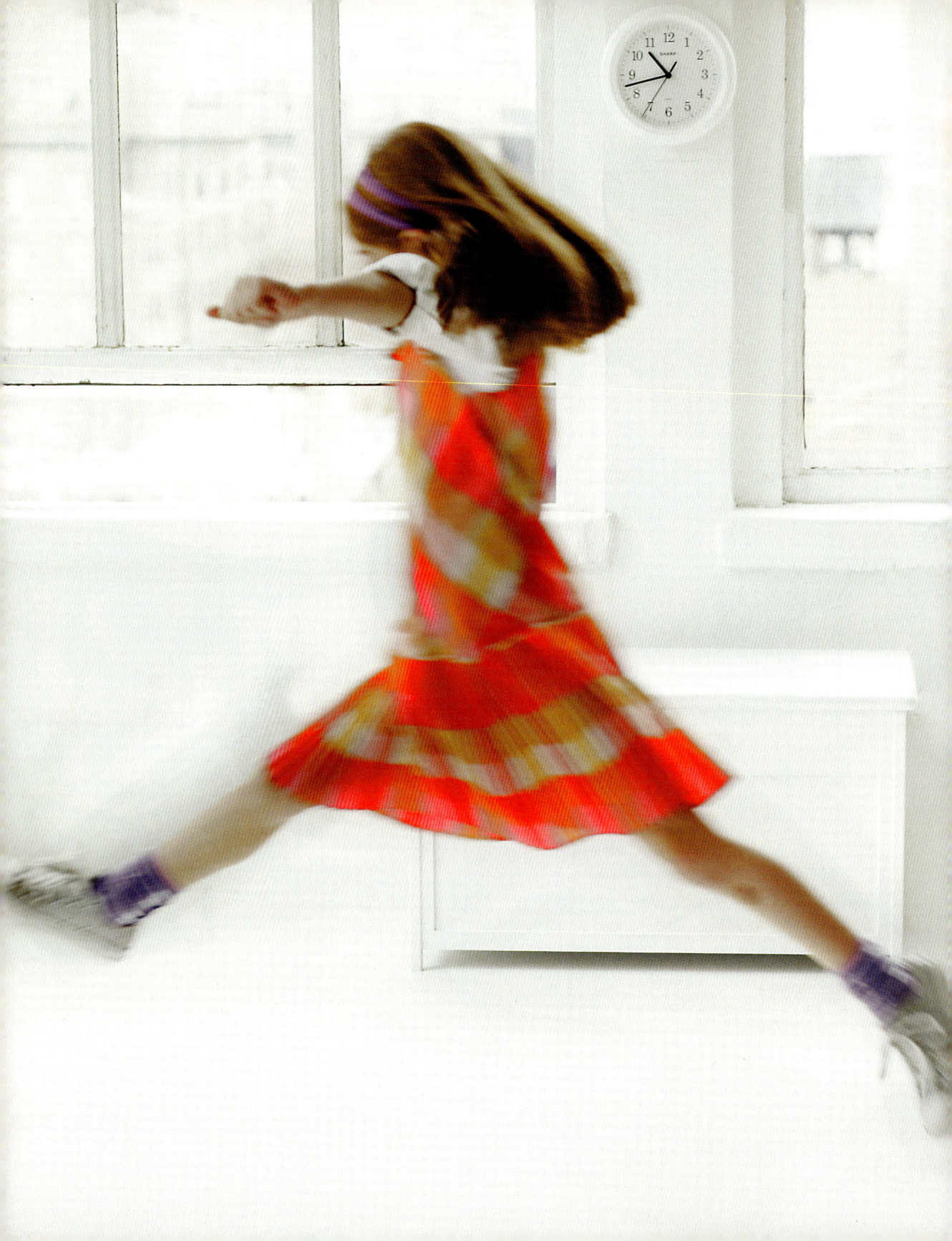

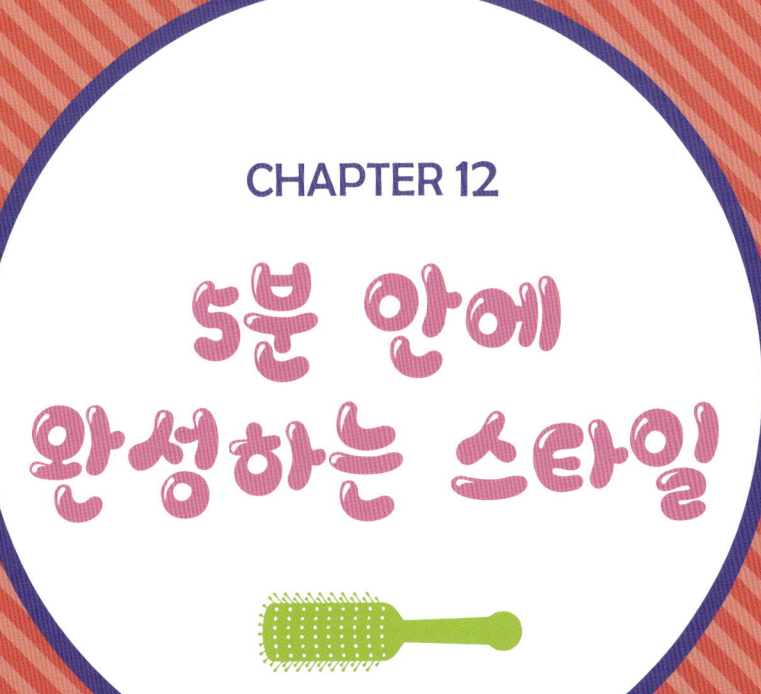

CHAPTER 12

5분 안에 완성하는 스타일

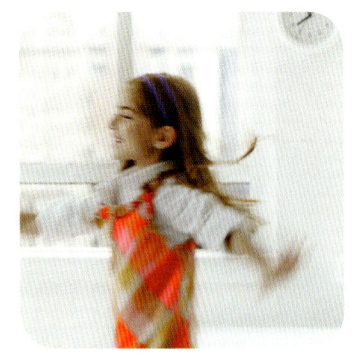

아침 8시 15분입니다. 엄마는 숨이 차서 헐떡이며 아이를 등교시키려고 문밖으로 내보내고 있습니다. 그런데 딸아이를 침대에서 굴러 떨어진 것 같은 부스스한 모습으로 (실제로 그랬다고 해도) 내보내기는 정말 싫습니다. 다행히도, 이번 장에서 소개할 스타일은 번개 같은 속도(5분 이하예요! 약속!)로 완성할 수 있어, 시간이 우리 편이 아닌 이런 아침에 안성맞춤입니다. 브러시, 빗, 스프레이 컨디셔너 등 머리하는 데 쓰는 도구는 얼른 집어서 쓸 수 있도록 한곳에 모아 놓으세요.

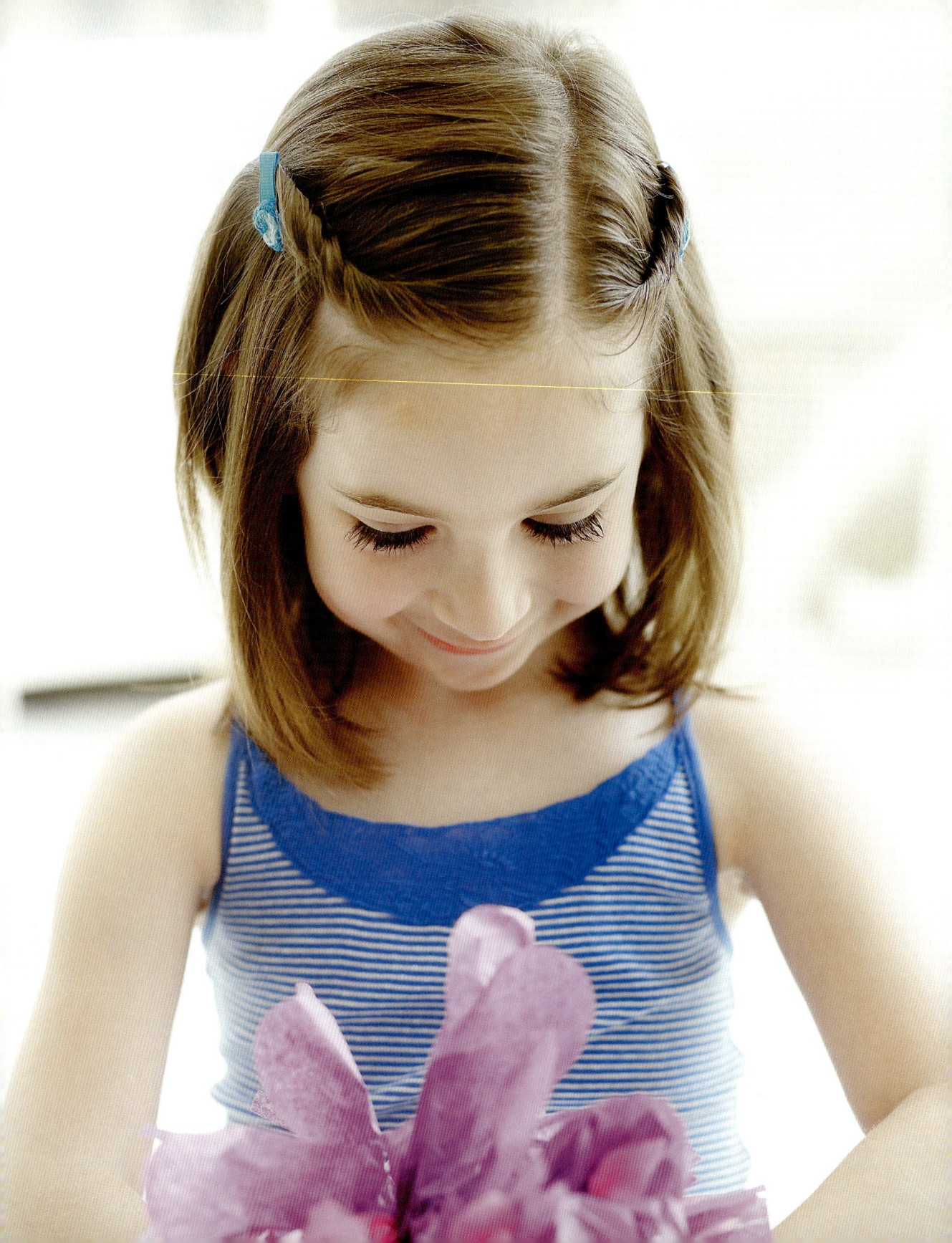

더블 트위스트

어린 아이들을 위한 앙증맞은 스타일입니다. 양쪽에 똑같은 핀을 달아 줘도 되지만 서로 다른 것을 써도 귀엽습니다.

준비물
- 브러시나 빗살 간격이 넓은 빗
- 촘촘한 빗
- 작은 머리핀
- 실핀(원하는 경우에만)

Step 1 젖은 머리든 마른 머리든, 브러시나 빗살 간격이 넓은 빗을 사용해서 엉킨 부분을 풀어 주세요. 촘촘한 빗으로 옆이나 가운데에 가르마를 타세요.

Step 2 가르마 한쪽 머리의 앞쪽에서 2~3cm 너비의 머리를 촘촘한 빗으로 끌어 모으세요. 끌어 모은 머리를 가르마를 향해 시계 방향으로 단단하게(너무 아프지는 않게!) 꼬아서 자연스럽게 위쪽으로 감기게 해 주세요. 꼬아 줄 때는 두피에 가까이 붙게 하고, 꼬아 나가면서 머리카락을 점차 더해 주다가 정수리 부분에서 끝내세요. 정수리 쪽에서 예쁜 머리핀으로 고정하세요.

Step 3 가르마 반대쪽에도 같은 과정을 반복하세요. 머리숱이 적고 가늘다면, 머리핀이 흘러내릴 수 있으니 머리핀을 꽂기 전에 실핀으로 꼰 머리를 고정해야 할 거예요.

만두머리

머리를 끌어 올리기만 하면 되는 간단한 스타일입니다. 어른스러운 분위기를 낼 수 있지요. 너무 세게 잡아당겨서 올리진 마세요. 조금 느슨해야 더 예쁘고 편해요.

준비물
- 빗살 간격이 넓은 빗
- 실핀 여러 개
- 머리끈
- 헤어스프레이

Step 1 머리가 젖은 상태로 시작해서 매끄럽고 엉킨 곳이 없도록 빗어 주세요.

Step 2 만두머리를 올릴 위치에 느슨한 포니테일로 머리를 묶으세요(목덜미에 낮게, 뒤통수에 중간 높이로, 혹은 정수리에 높게).

Step 3 포니테일 머리를 단단한 밧줄 모양처럼 꼬아 주세요. 그러면 머리끈으로 묶은 부분에 자연스럽게 감깁니다(그림 1).

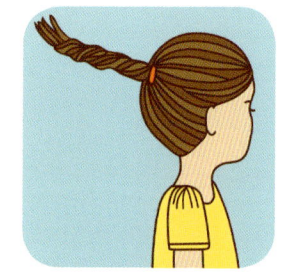

Step 4 다 꼬았으면, 머리끝을 만두머리 아래 틈으로 밀어 넣어 머리끈에 통과시킵니다(그림 2). 그리고 만두머리 아래쪽 사방에 실핀을 끼워 머리통에 고정하세요. 머리숱이 많을수록 실핀이 많이 필요해요. 스타일을 그대로 고정하려면 헤어스프레이를 살짝 뿌려 주세요.

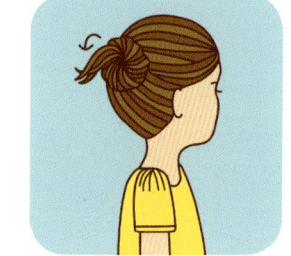

응용하기

열대 스타일 만두머리를 머리 한쪽, 귀 뒤에 만들어 주세요. 생화나 조화, 나뭇잎으로 장식하세요.

고전 스타일 만두머리에 예쁘게 색칠한 젓가락 한 쌍을 비녀처럼 가운데에서 엇갈리게 꽂아 주세요.

내추럴 스타일 머리를 느슨하게 꼬아서 만두머리를 올린 다음, 머리끈으로만 고정하세요. 머리끝을 정돈하거나, 실핀을 꽂지 않아도 됩니다. 옆머리에 머리 가닥 몇 개를 느슨하게 늘어뜨려도 좋아요.

땋은 머리 스타일 포니테일 머리를 땋고, 끝을 머리끈으로 묶은 다음, 만두머리를 합니다.

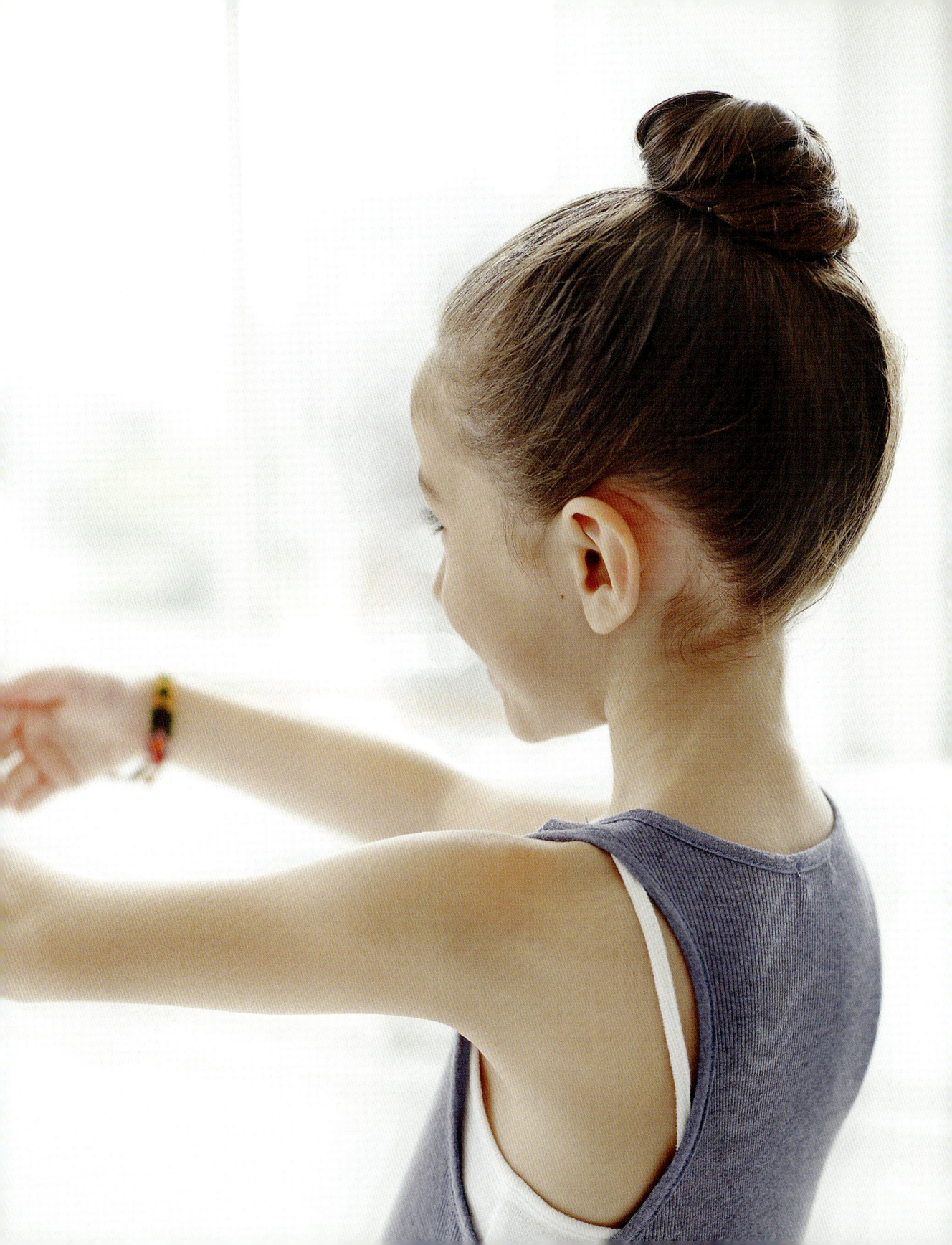

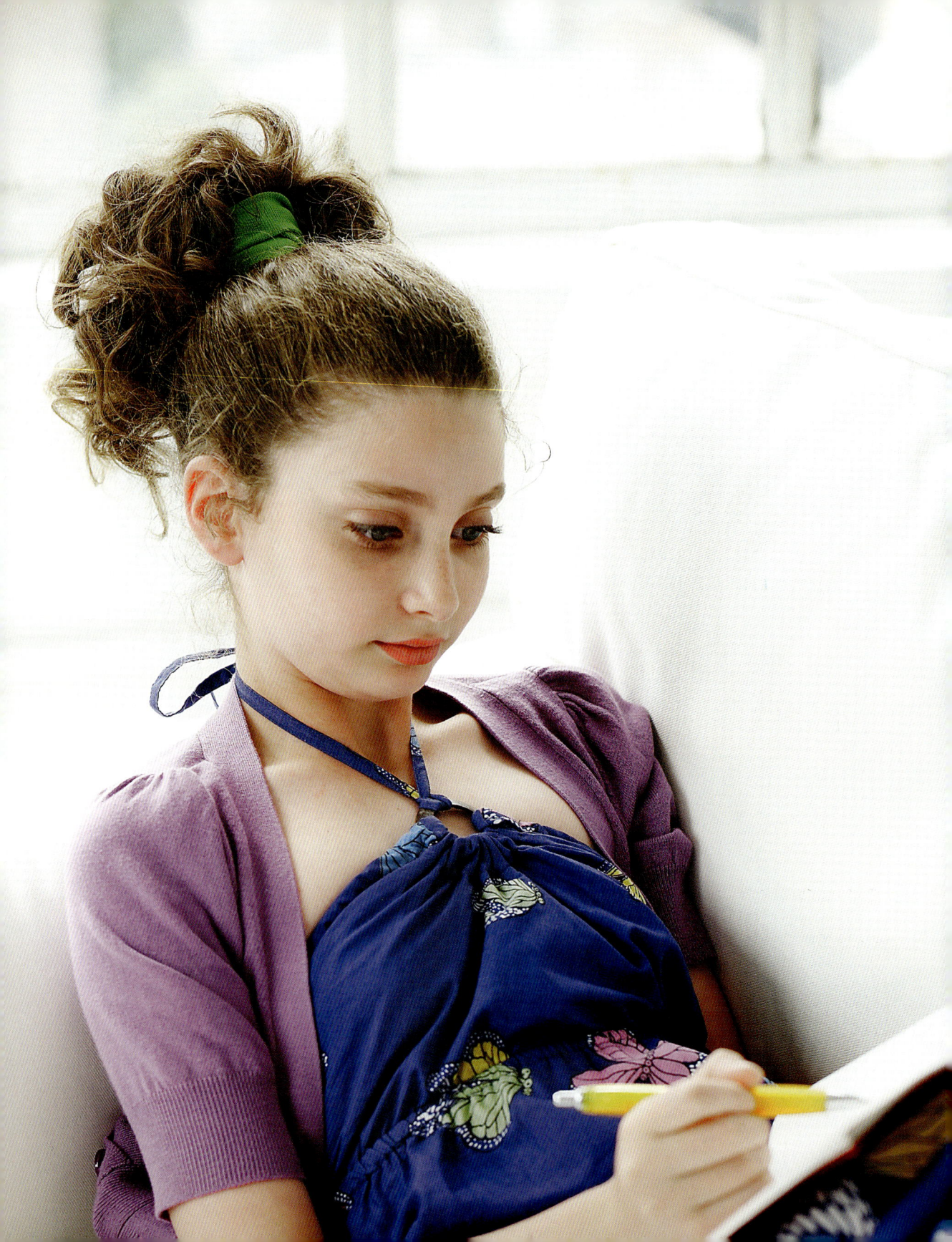

내추럴 포니테일

앞부분을 매끈하고 깔끔하게 묶고 머리끝의 부스스함을 살려, 신경 안 쓴 듯 자연스러워 보이게 하는 스타일입니다. 부스스함도 때론 매력이 된답니다.

준비물
- 브러시나 빗살 간격이 넓은 빗
- 머리끈이나 곱창 머리끈
- 무스나 젤

Step 1 마른 머리나 젖은 머리로 시작해서 정수리와 옆머리를 브러시나 빗으로 빗어 주세요.

Step 2 머리를 양손으로 깔끔하게 모아서 뒤통수에 포니테일로 느슨하게 묶으세요. 위치는 뒤통수 한가운데가 가장 무난하고, 취향에 따라 더 높이 혹은 더 낮게, 옆으로 묶어도 돼요. 머리끈이나 곱창 머리끈으로 단단히 묶으세요.

Step 3 손바닥에 10원짜리 동전 크기만큼 무스나 젤을 짜서 포니테일에 발라 주세요. 머리에 바람을 넣거나, 손으로 구겼다 폈다 해서 '제멋대로' 풍성하게 만드세요.

내추럴 올림머리

눈 깜짝할 새에 얼굴과 목덜미를 가리는 머리를 시원하게 넘겨서 고정하는 스타일입니다.

준비물
- 브러시나 빗살 간격이 넓은 빗
- 커다란 나비 집게핀

Step 1 다 마른 머리를 브러시나 빗으로 빗어서 엉킨 곳이 없게 해 주세요. 원하는 곳에 가르마를 타거나, 매끈하게 뒤로 넘기세요.

Step 2 포니테일로 묶을 때처럼 뒤통수에 머리를 모으세요. 머리를 느슨하게 꼬아 올려 늘어진 만두머리처럼 만드세요. 몇 가닥은 위나 아래에 삐져나오게 그냥 두세요.

Step 3 집게핀으로 꼬아 올린 부분의 가운데를 집어 고정해 주세요.

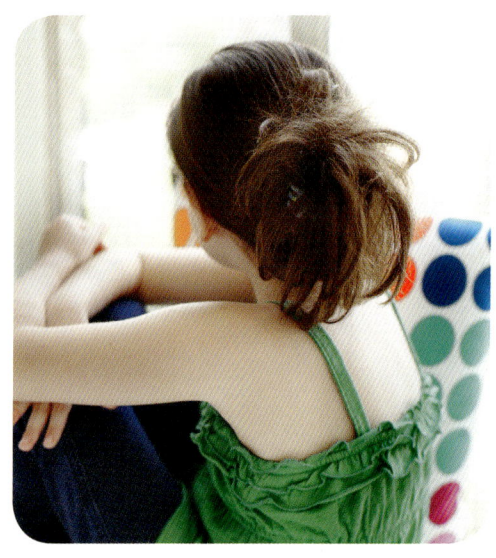

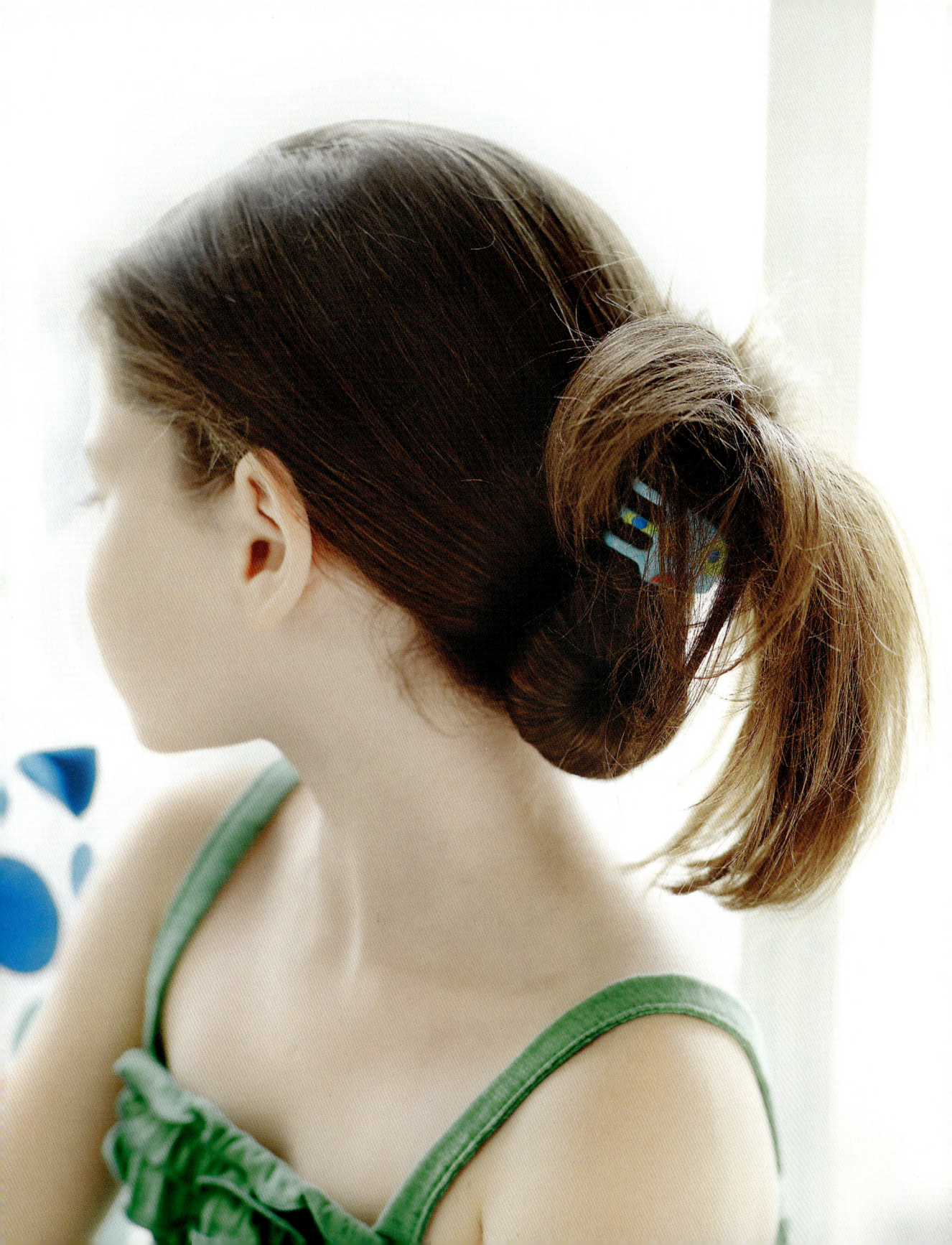

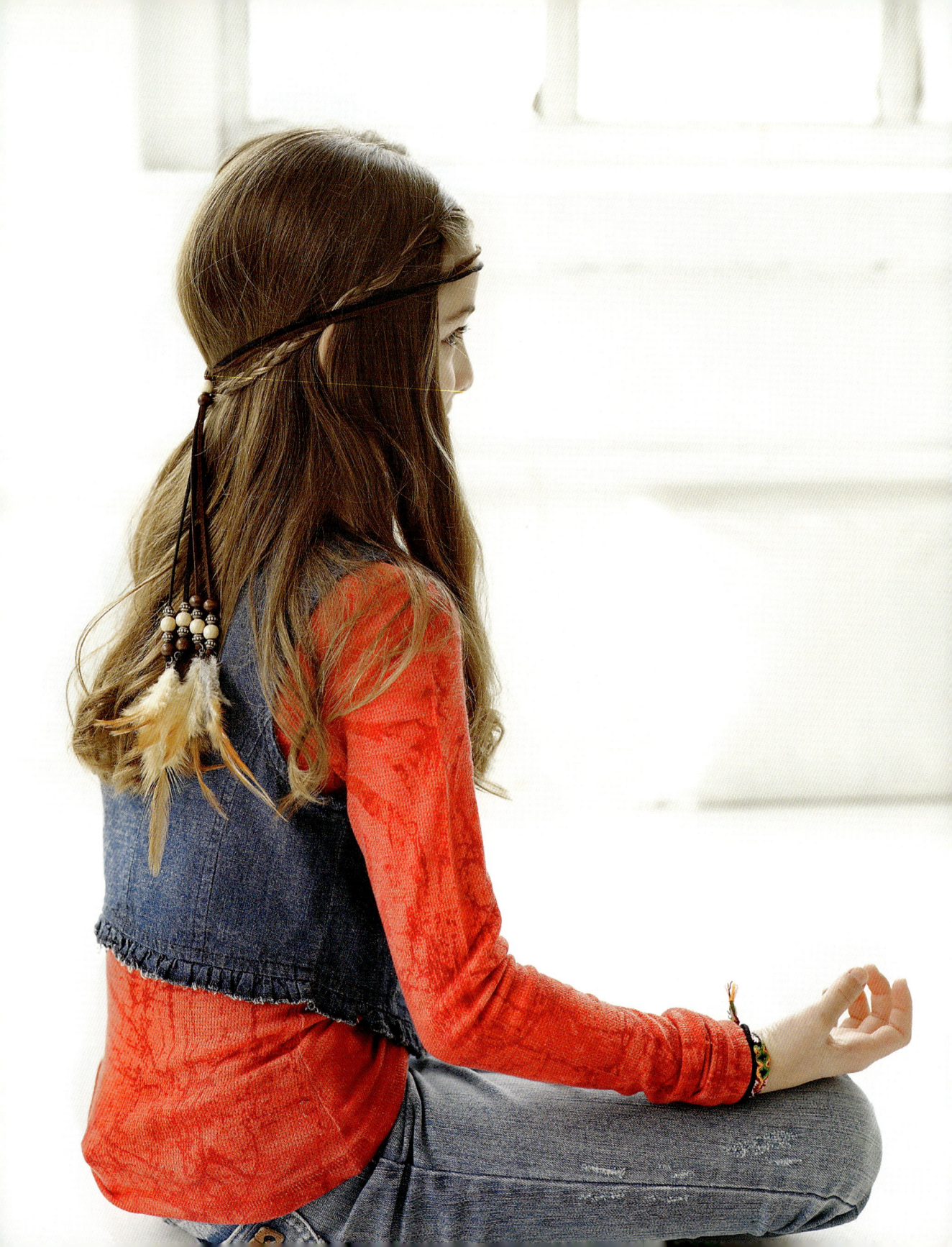

시크한 히피 스타일

히피 스타일에 꼭 요란한 장식이 필요한 건 아니에요. 깃털, 꽃, 비즈로 잔뜩 장식한다면 물론 환상적인 헤어스타일이 될 수 있지만, 장식을 더하지 않아도 충분히 히피 스타일을 완성할 수 있습니다.

준비물
- 브러시나 빗살 간격이 넓은 빗
- 분무기
- 촘촘한 빗
- 작은 머리끈
- 히피 스타일 헤어밴드(원하는 경우에만)

Step 1 마른 머리를 브러시나 빗으로 매끄럽고 엉킨 데가 없도록 빗어 주세요. 분무기로 물을 가볍게 뿌려서 살짝 축축하게 적셔 주세요. 촘촘한 빗으로 가운데에 가르마를 타세요.

Step 2 헤어라인에 가까운 옆머리에서 2~3cm 너비의 머리를 한 가닥 들어 올려서 땋으세요(그림 참조). 작은 머리끈으로 단단히 묶으세요.

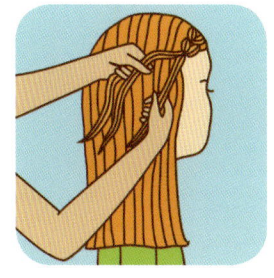

Step 3 가르마 반대편에도 똑같은 과정을 반복하세요. 땋은 머리 두 가닥을 뒤통수에서 모아 작은 머리끈으로 묶어 주세요. 나머지 머리는 찰랑거리듯 자연스럽게 놔두세요. 히피 스타일 헤어밴드를 머리에 둘러 장식해도 좋습니다.

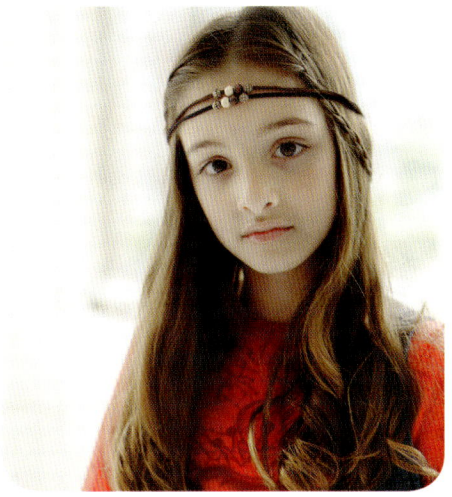

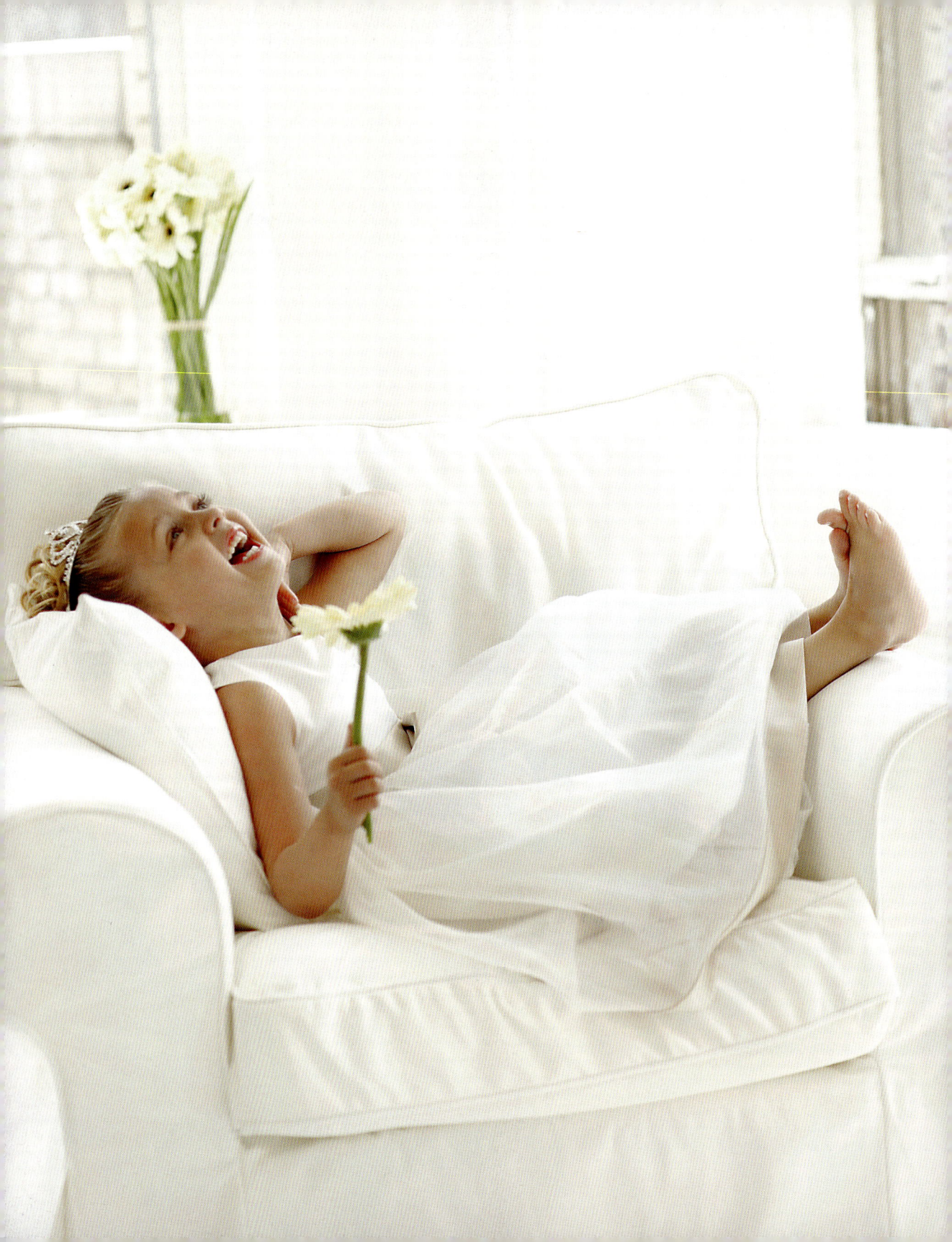

CHAPTER 13
특별한 날을 위한 스타일

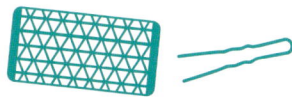

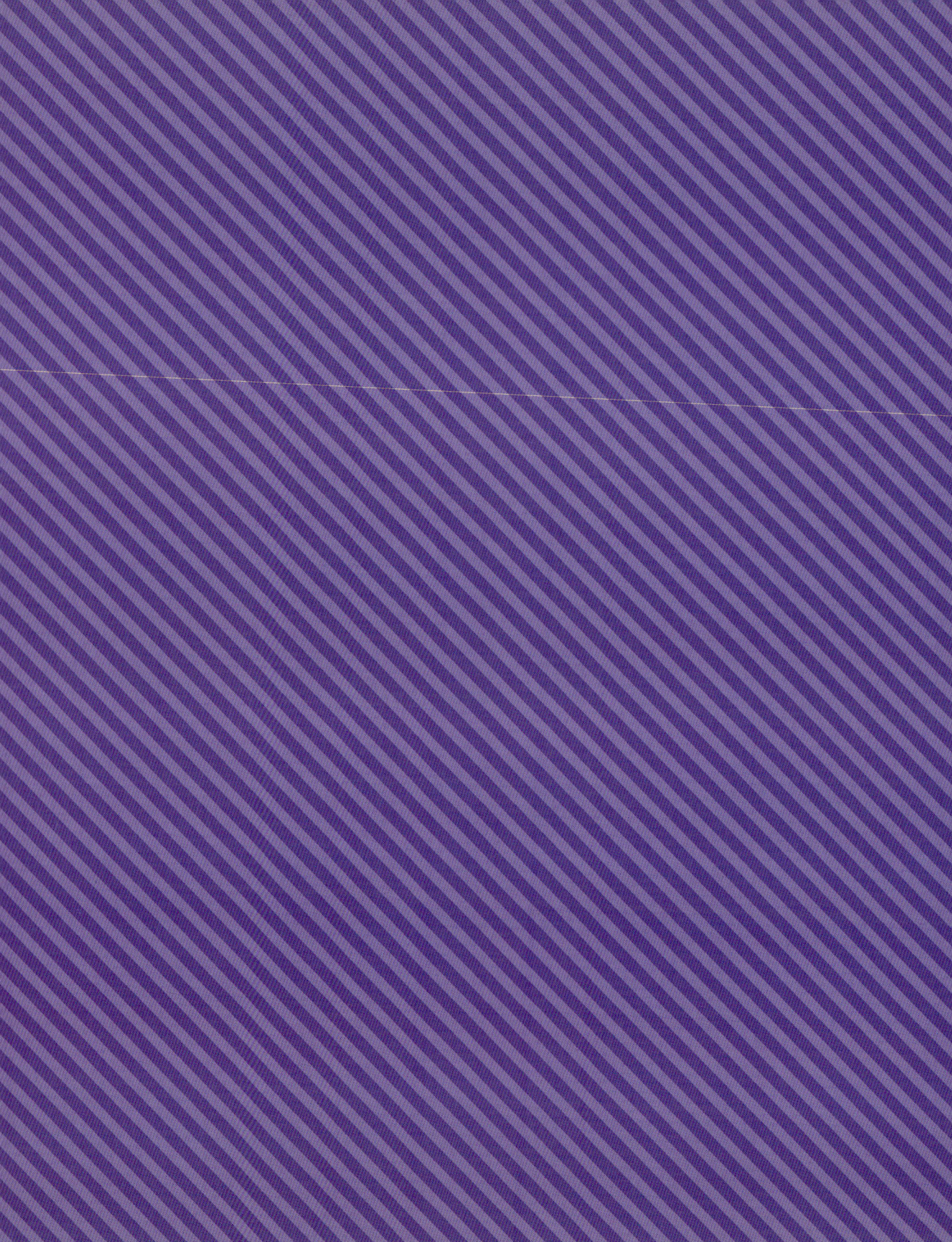

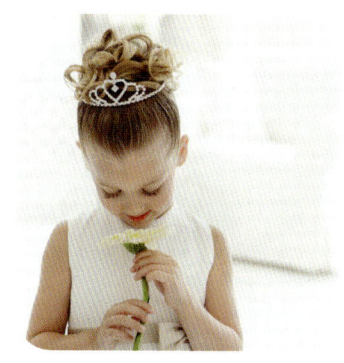

결혼식이나 가족 모임, 학교 행사 등 특별한 날에는 조금 더 화려한 특별 치장이 필요해요. 완벽한 옷과 신발을 고르는 것만큼이나, 특별한 날에 어울리는 헤어스타일을 결정하는 것도 아주 중요합니다. 꼬마 여자아이들은 머리에 액세서리 다는 것을 좋아합니다. 공주나 발레리나를 떠올리게 하는 것이라면 무조건 성공이지요. 조금 큰 여자아이들은 어른이나 할리우드 여배우를 따라한 세련된 스타일을 좋아합니다. 특별한 날을 앞두고 미리 리허설을 해 보세요! 그날 입을 옷을 아이에게 미리 입혀 보고, 거기에 어울리는 헤어스타일을 연습해 보는 거예요. 실제로 그 스타일이 어울릴지, 얼마나 유지될지 미리 알아 둬야 하니까요.

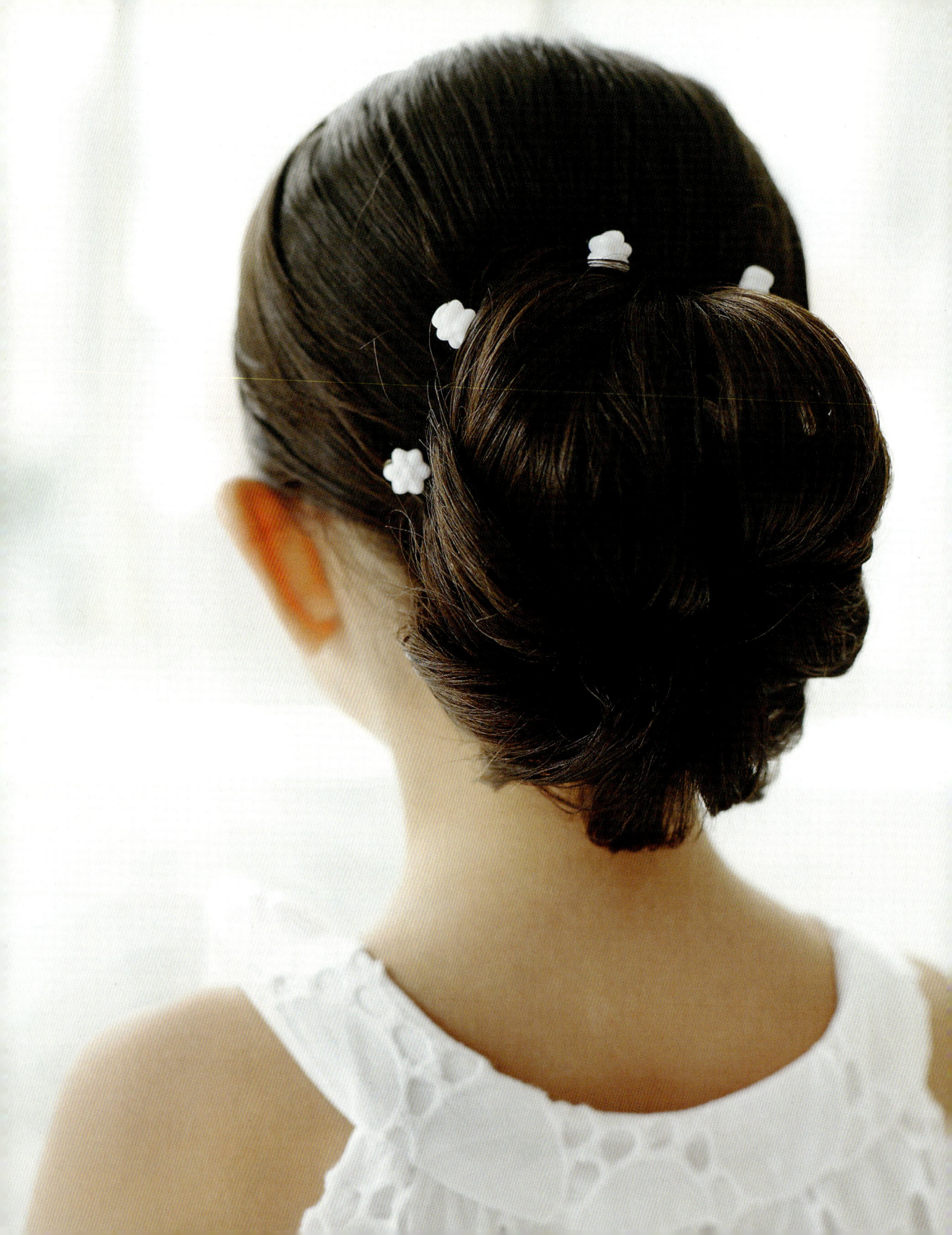

발레리나 올림머리

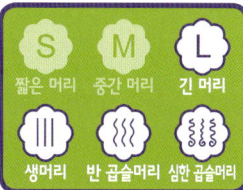

발레리나를 연상시키는 우아한 헤어스타일입니다. 빙그르르 돌면 풍성하게 퍼지는 치마와 함께 스타일링하면 더욱 사랑스럽습니다. 이 스타일은 고대 그리스 여성들이 했다는 '시뇽(chignon)'을 떠올리게도 하는데요. 금빛이나 아이보리빛 장식을 달았다고 하지요. 우아한 데다 방법도 쉬워서 긴 세월 동안 인기를 얻고 있는 스타일입니다. 작은 진주나 반짝거리는 비즈 머리 장식으로 올림머리 부분을 꾸며 주면 더 화려합니다.

준비물
- 빗이나 패들 브러시
- 촘촘한 빗
- 머리끈
- 머리핀 여러 개
- 작은 진주나 반짝거리는 비즈 머리 장식

소요 시간
5~10분

Step 1 마른 머리로 시작해서 브러시나 빗으로 매끄럽고 엉킨 데가 없도록 빗어 주세요. 자연스럽게 가르마가 타지도록 흘러내리게 두세요.

Step 2 촘촘한 빗으로 한쪽 귀 위에서 다른 쪽 귀 위까지 가로로 가르마를 타세요. 가르마 앞쪽 머리를 치워 두고, 뒤쪽 머리를 모아서 포니테일로 묶습니다(그림 1).

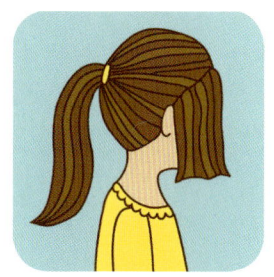
1

Step 3 치워 둔 앞쪽 머리를 뒤쪽으로 깔끔하게 빗어 넘겨서 머리핀으로 포니테일의 머리끈 부분에 고정해 주세요(그림 2). 옆머리가 깔끔하고 매끈해집니다.

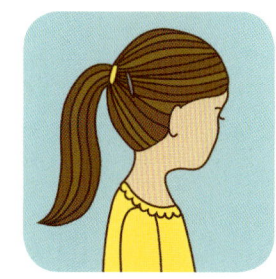
2

Step 4 포니테일을 가로로 나눠 둘로 만들어 주세요. 위쪽 머리를 빗어 올려서 고리를 만들어 주세요. 머리핀 2~3개로(머리숱에 따라 개수를 조절하세요) 고리의 끝을 포니테일 머리끈 부분에 고정해 주세요(**그림 3**).

Step 5 아래쪽 머리는 아래로 빗어 내려서 안쪽으로 말아 고리를 만들어 주세요. 머리핀으로 고리 끝을 포니테일 머리끈 부분에 고정해 주세요.

Step 6 위아래 고리를 고루 펼쳐서 동그랗게 연결되도록 머리핀 여러 개로 고정하세요. 작은 진주나 반짝거리는 비즈 머리 장식으로 마무리합니다(**그림 4**).

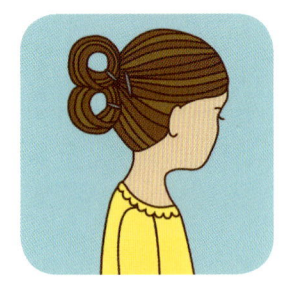

3

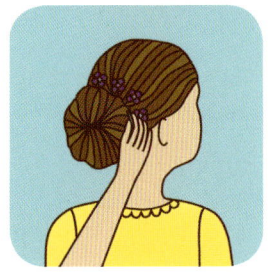

4

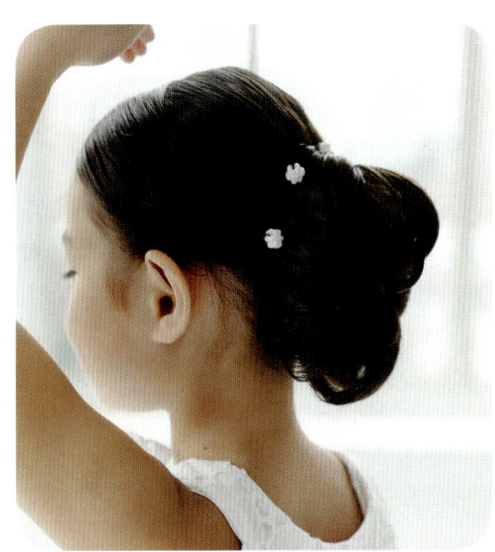

거미줄 포니테일

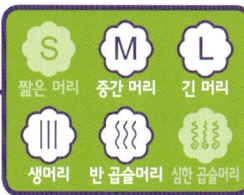

조그만 포니테일을 여러 개 합쳐서 거미줄 같은 멋진 패턴을 표현한 스타일입니다. 나비 집게핀을 고무줄이 보이는 부분마다 꽂아서 장식해도 좋고, 고무줄을 여러 색상으로 사용하기만 해도 충분히 예쁩니다. 머리가 너무 짧거나 층을 낸 머리라면, 연결하는 부분을 적게 만들거나 가까이에 만드세요(2~3cm 간격으로).

준비물
- 빗살 간격이 넓은 빗이나 패들 브러시
- 분무기
- 촘촘한 빗
- 미니 고무줄 여러 개
- 장식용 머리핀(원하는 경우에만)

소요 시간
15분 이상

Step 1 마른 머리를 브러시나 빗으로 매끄럽고 엉킨 데가 없도록 빗어 주세요. 분무기로 머리를 살짝 적셔 주세요. 가르마를 타지 말고 뒤로 빗어 내립니다.

Step 2 정수리 부분에서 2~3cm 너비(눈썹 사이의 간격과 비슷해요)의 머리를 들어 올려 작은 포니테일을 만들고 고무줄로 묶어 주세요.

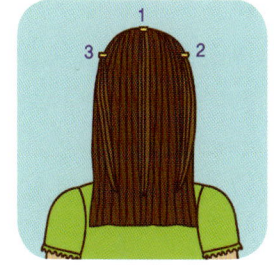

1

Step 3 촘촘한 빗으로, 양 옆머리에서 머리를 2~3cm 너비로 모아 포니테일을 2개 더 만듭니다. 고무줄은 먼저 묶었던 가운데 포니테일의 고무줄 위치보다 2~3cm 아래에 묶어 주세요. 이제 포니테일이 3개 생겼습니다(**그림 1**).

Step 4 1번 포니테일을 반으로 가르세요. 그리고 2번 포니테일도 반으로 가르세요. 1번 포니테일의 오른쪽 반을 2번 포니테일의 왼쪽 반과 합한 후, 2번 포니테일을 묶은 고무줄보다 5cm 정도 아래에 고무줄로 묶어 주세요. 이것이 4번 포니테일입니다(**그림 2**).

Step 5 이제 3번 포니테일을 반으로 갈라서 오른쪽 반을 1번 포니테일의 왼쪽 반과 합하세요. 3번 포니테일을 묶은 고무줄 위치보다 5cm 정도 아래에 단단히 묶으세요. 이것이 5번 포니테일입니다(그림 2).

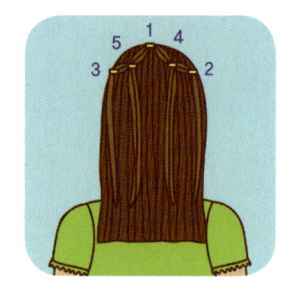

Step 6 4번 포니테일을 반으로 가르세요. 2번 포니테일의 오른쪽 반과 방금 가른 4번 포니테일의 오른쪽 반을 합해, 4번 포니테일을 묶은 곳보다 5cm 아래에 고무줄로 묶어 주세요. 이것이 6번 포니테일입니다(그림 3).

Step 7 5번 포니테일을 반으로 가르세요. 그리고 3번 포니테일의 왼쪽 반을 방금 가른 5번 포니테일의 왼쪽 반과 합해, 5번 포니테일을 묶은 곳보다 5cm 아래에 고무줄로 묶어 주세요. 이것이 7번 포니테일입니다(그림 3).

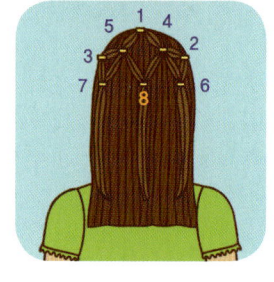

Step 8 이제 4번 포니테일의 왼쪽 반과 5번 포니테일의 오른쪽 반을 합해 주세요. 고무줄로 묶으면 8번 포니테일이 됩니다.

Step 9 이번에는 양쪽 귀 뒤쪽에서 머리카락을 2~3cm씩 갈라서, 오른쪽에서는 6번 포니테일, 왼쪽에서는 7번 포니테일과 합칩니다. 각각 고무줄로 묶어 고정하면 9번과 10번 포니테일이 됩니다.

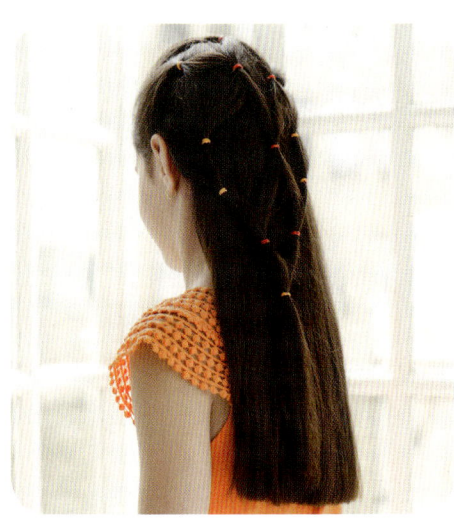

Step 10 머리 길이에 따라 포니테일 거미줄을 계속 만들어 내려갈 수 있습니다. 다 끝나면, 포니테일 끝 부분을 모두 모아 고무줄로 묶어 마무리하세요.

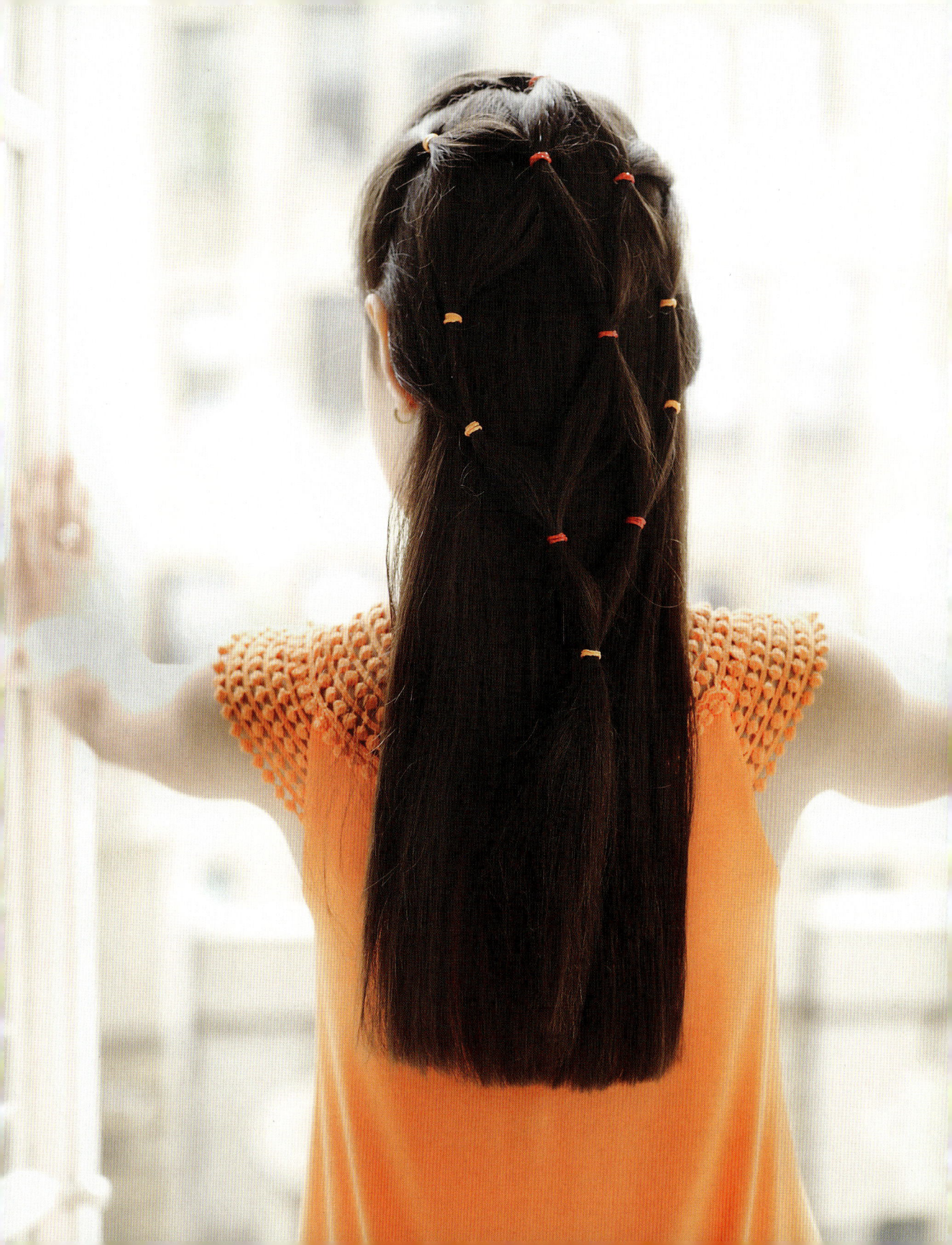

여배우 올림머리

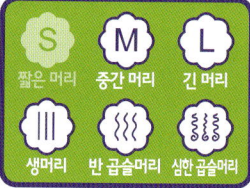

레드카펫 위의 여배우에게서 힌트를 얻은 스타일입니다. 중간 길이나 긴 머리에 알맞고, 생머리든 곱슬머리든 상관없어요.

준비물
- 분무기
- 촘촘한 빗
- 머리끈
- 미리 가열해 놓은 고데기
- 머리핀 여러 개

소요 시간
10~15분

Step 1 마른 머리로 시작하세요. 분무기를 뿌려 머리를 완전히 적시지는 말고 축축하게 만들어 주세요.

Step 2 촘촘한 빗으로 옆 가르마를 타고, 머리가 더 많은 쪽에서 헤어라인에서 시작해 가르마를 따라 7~8cm 정도 너비의 머리를 한 가닥 분리하세요. 디스코 땋기(151쪽 참조)를 시작하는데, 헤어라인 쪽 머리만 끌어모아서 땋으세요. 머리끝까지 땋아서 머리끈으로 묶으세요(**그림 1**).

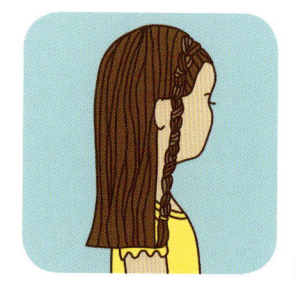

Step 3 남은 뒷머리는 목덜미 쪽에서 포니테일로 묶어 주세요.

Step 4 포니테일을 2~3cm 정도의 여러 가닥으로 나눈 다음, 각각의 갈래를 고데기로 말아 주세요. 고데기로 만 가닥은 각각 머리핀으로 포니테일 머리끈 부분에 서로 다른 방향으로 고정해 주세요(**그림 2**). 예쁘게 헝클어져 보이도록 고정해 주세요.

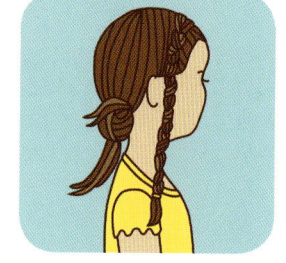

Step 5 땋아 놓은 머리를 올림머리 밑에 감고, 머리끝은 보이지 않게 머리핀으로 꽂아 주세요(**그림 3**). 머리가 너무 짧아서 땋은 머리가 감기지 않는다면, 올림머리 옆에 밀어 넣어 정돈해 주세요.

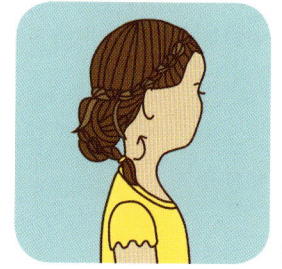

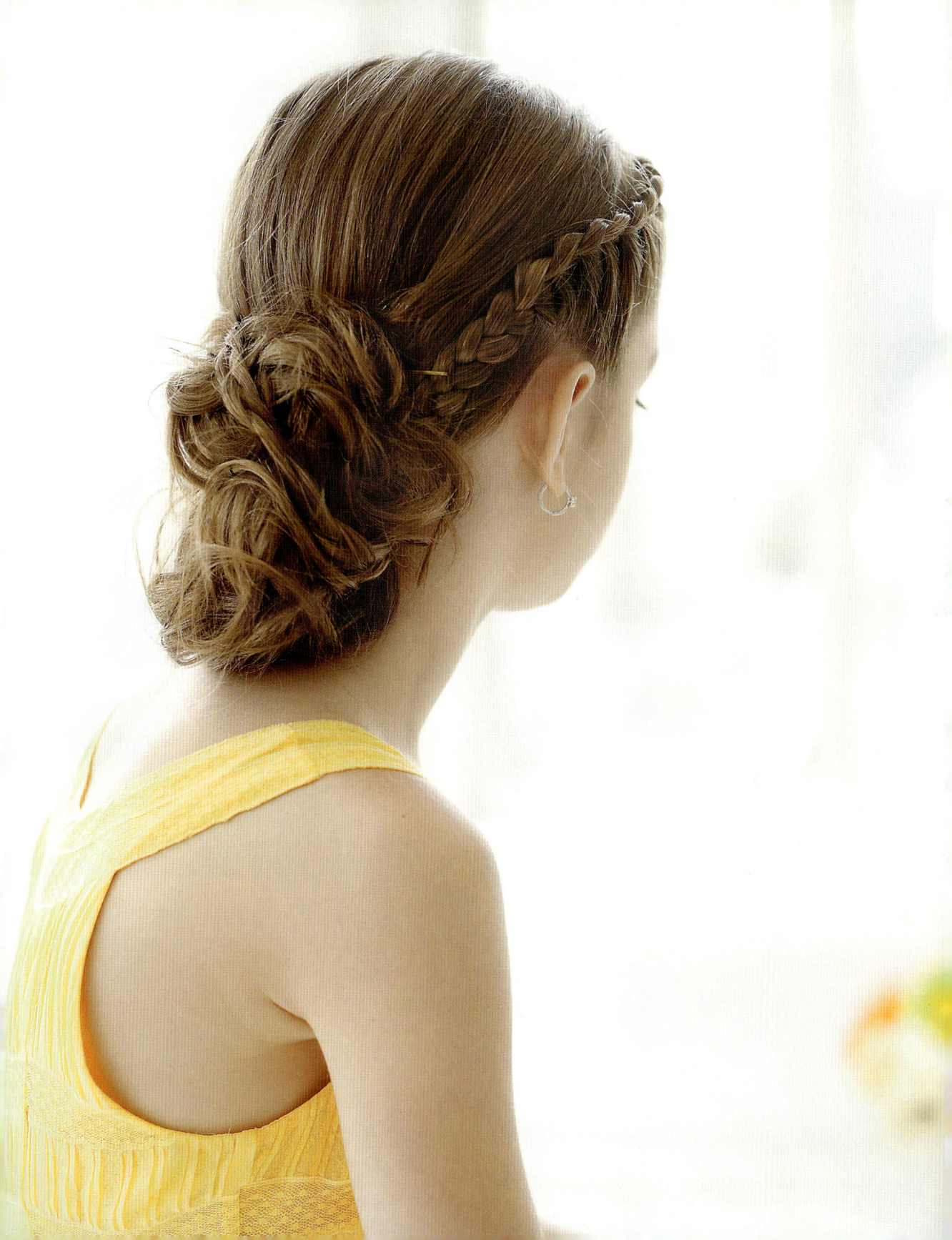

트위스트 올림머리

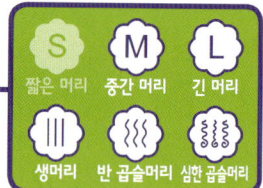

19세기 영국의 빅토리아 여왕 시대에 인기를 얻었던 스타일입니다. 빅토리아 시대 이전인 조지 왕 시대에 손이 많이 가는 화려한 스타일이 유행이었던 것과는 대조적으로, 빅토리아 시대에는 자연스러운 아름다움을 강조하는 단순한 머리 모양이 유행이었답니다. 그런 머리는 지금 봐도 스타일리시해 보여요.

준비물
- 빗이나 패들 브러시
- 헤어젤이나 가벼운 스타일링 크림
- 실핀 여러 개

소요 시간
10분

Step 1 마른 머리를 브러시나 빗으로 매끄럽고 엉킨 데가 없도록 빗어 주세요. 젤을 손바닥에 완두콩만 하게 짜서 양 손을 비빈 후에 윗머리와 옆머리를 매끈하게 정리해 주세요. 뒤통수 한가운데에 포니테일로 모으세요**(그림 1)**.

Step 2 시계 방향으로 꼬면서, 동시에 위쪽으로 당겨 주세요. 단단히 꼬는 동안 머리끝은 위를 향하고 있어야 합니다**(그림 2)**. 다른 손으로는 꼬인 부분을 머리통 쪽으로 잘 밀어 넣어 주세요. 머리끝 근처에서 머리 가닥이 하나둘 삐져나오기 시작하면 멈추세요.

Step 3 꼬인 머리를 따라 실핀을 쭉 찔러서 머리통에 고정해 주세요**(그림 3)**. 삐져나온 머리끝은 그냥 펼쳐 놓아도 괜찮지만, 밑으로 밀어 넣어서 머리핀으로 고정하면 스타일이 더 매끈해집니다.

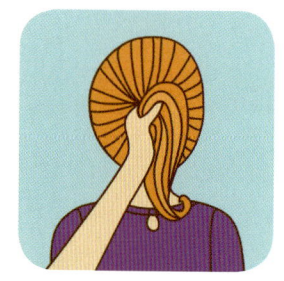

1

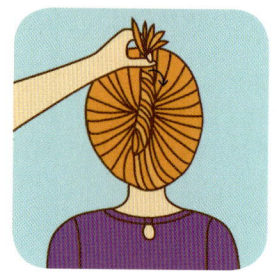

2

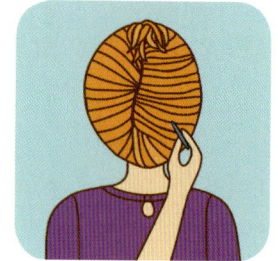

3

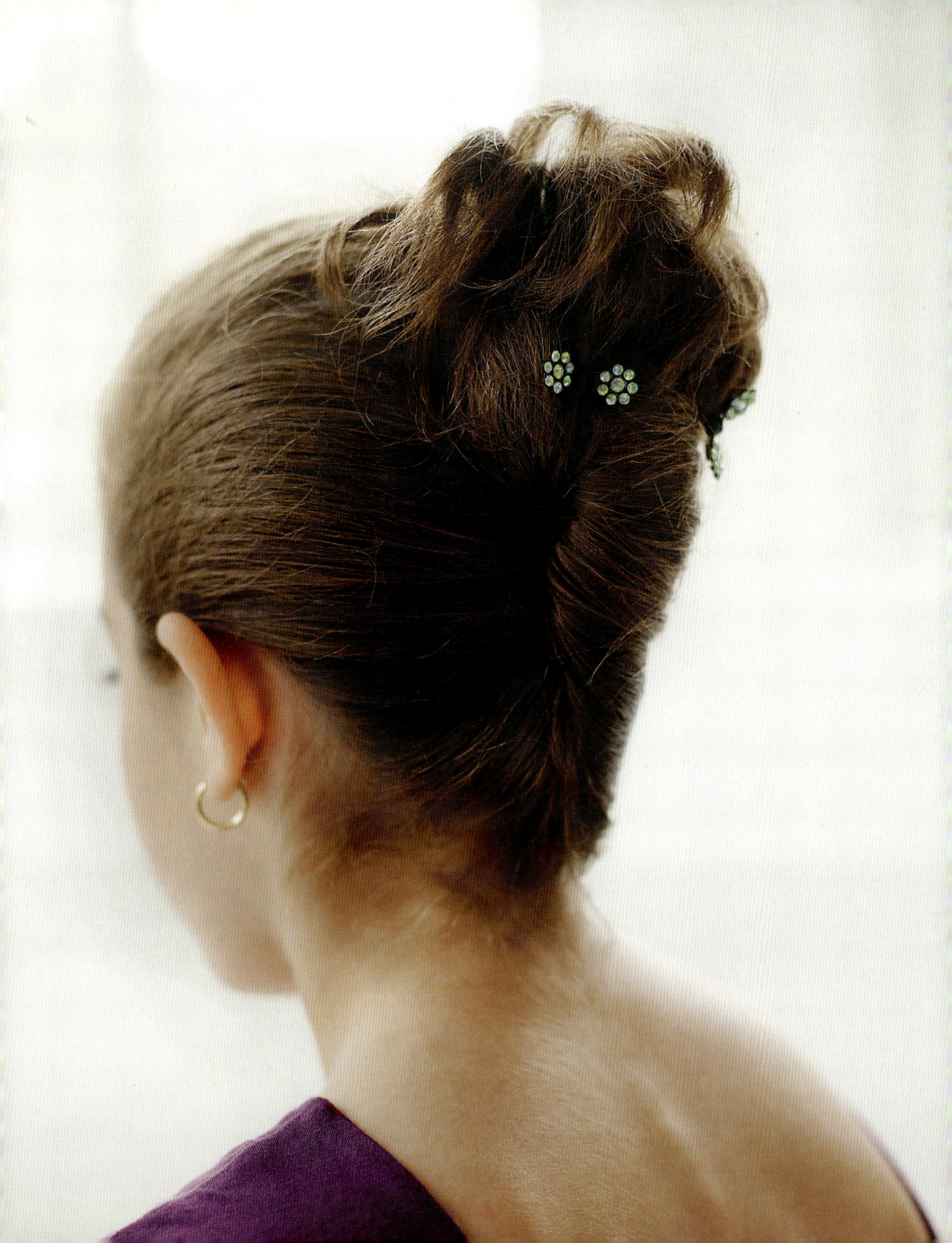

특별한 날을 위한 헤어 관리 비법!

이제 어떻게 하면 아이에게 멋진 헤어스타일을 해 줄 수 있을지 다 아시겠지요? 매일매일 하나씩 해 보세요. 아니면 특별한 일이 있을 때만이라도요. 그날 찍는 사진은 아마 최고일 거예요. 특별한 날에 대비해 머리를 어떻게 해야 하는지 알려 드릴게요.

- 2주 전에 머리를 자르세요(바로 전날이 아니라요). 2주 전에 자르면 머리가 더 자연스러워 보일 테고, 혹시 자른 머리가 마음에 안 들 경우를 대비해 손질할 시간이(조금이라도 기를 시간이) 좀 생기니까요.

- 평소에 머리를 매일 아침에 감기는 게 아니라면, 전날 밤에 머리를 감기세요.

- 전날 밤에 씻어 내지 않아도 되는 컨디셔너를 발라서 재우세요. 아침이 되면 좀 더 발라 주거나 물을 살짝 뿌려 주면 컨디셔너의 효과가 살아날 거예요. 컬이 탱글탱글해지고, 머리카락이 매끈해지고, 풍성함과 윤기가 더해지는 데 도움이 됩니다.

- '절대' 새로운 헤어스타일을 시도하지 마세요. 아이에게 여러 번 해 보았고, 성공적이었던 헤어스타일을 고르세요.

- 너무 욕심을 부리지 말고, 자연스러운 스타일을 고르세요.

- 아이가 편안해 하는 헤어스타일이어야 해요. 그렇지 않으면 아이가 자꾸 만지작거리거나 잡아당겨 버릴 거예요.

- 조금 큰 아이라면, 재빨리 빗을 수 있게 주머니에 넣을 수 있는 작은 브러시나 빗을 챙겨 주세요.

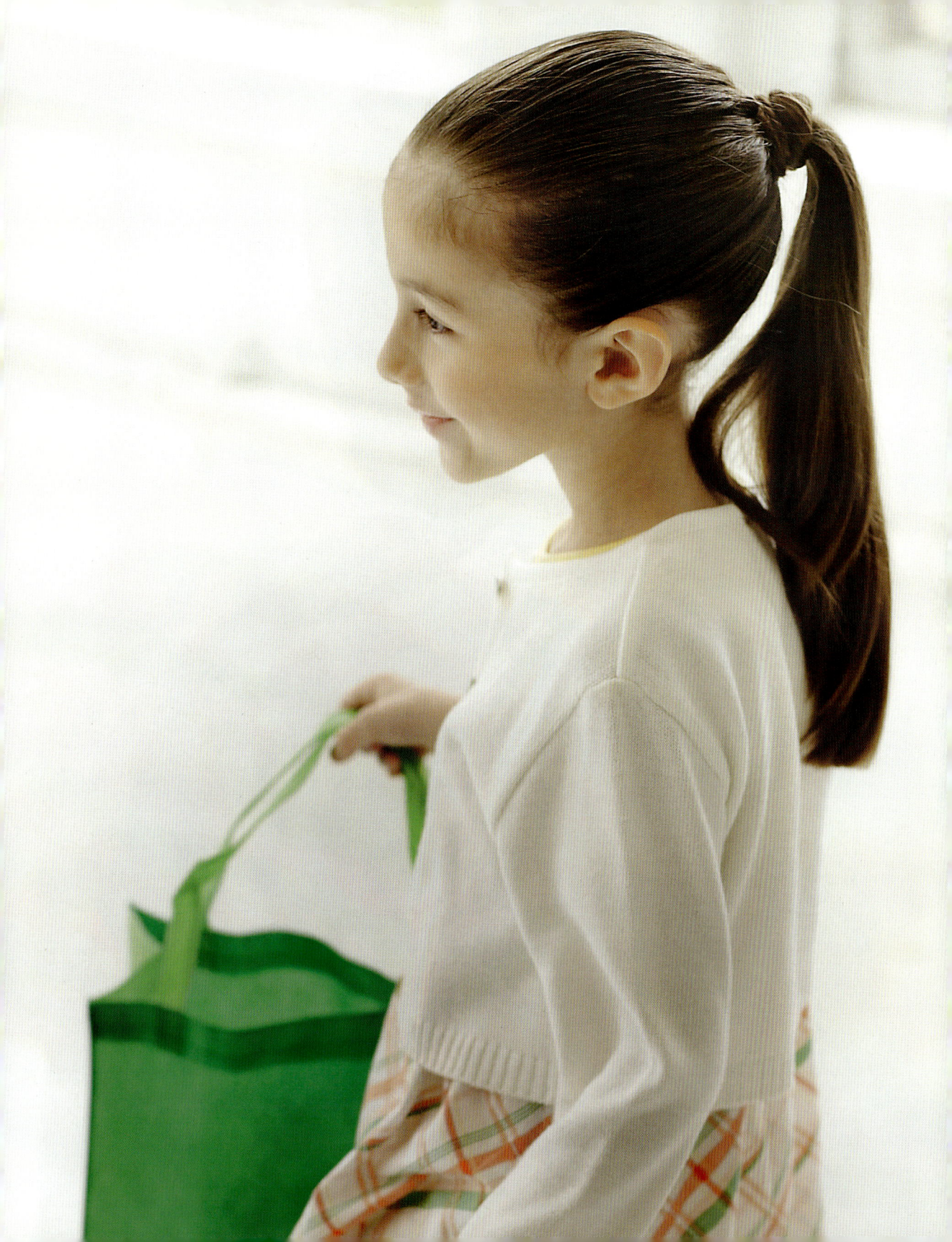

감사의 말

아이 하나 키우는 데 마을 전체가 필요하다는 말은 정말이었어요! 이 책은 팀 전체가 엄청나게 노력해서 만들어 낸 산물입니다. 그러므로 많은 사람들에게 마음에서 우러나오는 고마움을 전하고 싶어요.

같이 일하는 게 큰 기쁨이고, 일이 힘들 때마다 더 애써 주고, 헤어스타일리스트가 아닌데도 여자아이의 머리에 대한 엄청난 지식과 열정을 갖고 있는 셰릴 버크. 비전, 아이디어, 이 프로젝트에 대한 헌신, 또 특히 미처 예상치 못한 인생사와 장벽에 시달리고 있을 때 엄청난 인내심을 보여준 잉그리드 애브라모비치. 제정신을 차릴 수 있게 해 준 질 코언! 질은 단순한 작가 에이전트가 아니에요. 명확한 판단과 논리적인 해결책 덕분에 이 프로젝트가 무사할 수 있었어요. 처음으로 책을 내는 작가에게 운을 맡겨 줘서 고마워요. 우리를 소개시켜 준 빈센트 울프에게 감사해야겠어요. 일이 좀 복잡해졌을 때도 이 프로젝트가 잘될 거라고 믿어 준 앤 브랜슨, 매의 눈으로 이 책이 올바른 길을 가도록 지켜봐 주며 우리가 최고의 능력을 발휘할 수 있도록 해 준 캐서린 카마고와 주디 프레이. 너그럽게 모든 설명, 조언, 도움, 경험을 나눠 준 잰 데레브야닉과 수전 발다세리니. 그리고 나머지 아티잔 팀원들, 에이미 코얼리, 바버라 페러진, 크리사 이, 데린 세인츠, 재러드 다이어, 낸시 머레이, 수전 랜더, 트렌트 더피도 고마워요.

이 책에 사진이 실린 놀랄 만큼 예쁜 여자아이들(그리고 부모님들)은 너그럽게도 시간과 에너지를 자진해서 내주었어요. 제 눈에는 마치 슈퍼모델들처럼 보이는 '진짜' 소녀들을 모델로 쓴 것은 정말 올바른 선택이었어요. 앨리 살레르노, 앨리슨 크리스틴 리, 어맨다 어윈, 베일리 폴락, 베카 빌, 칼리 지닌, 캐롤라인 버크, 카슨 리프킨, 샬롯 코언, 엘라 맨세이저, 해나 서맨사 리바인, 헤일리 슈워츠, 제나 라이언, 조딘 코언, 줄리아 가드너, 케이트 살레르노, 캐서린 모지스, 캐서린 오호틴, 롤라 사이먼, 루시 맨들, 매디 웰튼, 매기 프랜시스 리바인, 마야 클라크 셀프, 노아 벨라 가슨, 니콜 래드키, 레베카 라이크, 레이나 맥넛, 루비 사이먼, 라이언 치숌, 서배나 먼로, 스펜서 조너스, 소피아 엘레니 흐리시티디스, 스칼렛 G. R. 월든, 스패로 길리건.

촬영 현장에서 일해 준 멋진 '코지의 어린이 미용실' 헤어스타일리스트들에게도 감사합니다. 캐시 데시몬, 아이리스 디건, 크리스티 조이 다노, 말레나 펠드먼, 토냐 라사포나라. 또 촬영 현장의 보이지 않는 곳에서 계획을 짜고, 준비하고, 시험하고, 머리를 만지고, 조언과 팁을 준 모든 스타일리스트들에게 감사합니다. 이번 프로젝트에 같이 하지는 않았더라도 코지 미용실의 모든 스타일리스트들에게, 제게 영감을 주어 감사하다고 전하고 싶어요. 애니 피아자 산체스, 버타 쿠조, 캐롤라인 발자 파크, 크리스티나 레인월드, 호프 퍼피니어스, 호아킨 마르티네스, 줄리아 코르전, 키미 양, 라나 보트비니크, 레슬리 매그노, 마리아 로사 라모스, 매리안 슈나이더, 미셸 스테이시, 낸시 오도넬, 니나 고메즈, 파멜라 노블, 패트리샤 새비지, 스텔라 고도시스, 밸러리아 애리어스, 웬디 로페스. 이 사람들은 모두 성인에 버금가는 인내심과 마르지 않는 친절함, 재능, 자기 일에 대한 샘날 정도의 열정을 갖고 있습니다. 모두를 존경하고 감사합니다.

매끄러운 촬영 진행을 책임진 수많은 분들, 정말 대단하셨어요! 직접적으로 참여한 분들뿐 아니라, 준비하고 스케줄을 잡고 세부사항을 조정하신 분들도 다 포함해서요. 아무리 감사를 해도 모자랍니다. 아도니스 윌리엄스, 주디스 라이스와 동료들, 캐시 영, 리사 캠포스, 페인 콜린스키, 피터 브루커스, 새라 앨브스, 타멜라 데이비스.

이 책에서 볼 수 있는 멋진 옷, 가구, 꽃, 장비를 우리에게 제공해 준 멋진 가게와 기업에도 감사드립니다. 앨리사 컴퍼니, 버클리 걸, 보의 아트, 캐티미니, 컨템퍼러리 헤드웨어, 디자인 위드인 리치, 엘리자바, 플라워스 바이 조, 인피니티, 레스터, 오리지널 닥터 숄, 파멜라 컴퍼니, 레이첼 와이스먼, 리키스 뉴욕, 세븐 포 올 맨카인드, 스플렌디드, VW 홈 바이 빈센트 울프.

앨럭잰드라 그라블루스키는 천재 사진가예요! 그녀가 찍은 사진이 특별한 이유는 하나하나의 샷에서 그 사람이 가진 내면의 아름다움을 포착할 수 있기 때문이죠. 토드 본은 특유의 재미있고 태평한 스타일로 모두가 자기 최고의 모습을 끌어낼 수 있도록 했어요. 사진 촬영이 마치 파티 같았어요!

기꺼이 시간, 경험, 지식을 내준 전문가들에게도 감사합니다. 바우만 메디컬 그룹의 의학박사 앨런 J. 바우먼, CFN 뷰티 리프리젠테이션의 개리 피시킨, 크리에이티브 스타일링 툴의 제이컵 거트먼, 뷰티 컬처의 트리코치 대학 코스메톨로지/네일 테크놀로지의 이사 젠 맥댄, 로레알 파리 테크니컬 센터 부회장 줄리아 유세프, FAD의 의학박사 재클린 비어, 루트 소스 사의 제임스 크로스티, 내추럴리컬리닷컴의 미셸 브레이어, 마리사 폭스 베빌라크쿠아, 의학박사 팔모 파스콰리엘로, 노먼 리서치 사의 랠프 지셀.

저의 오른팔인 파히마 아흐메드. 제가 늘 체계적이고 준비되어 있을 수 있게 도와주고, 훌륭한 판단

력과 통찰력을 보여 준 데 대해 특별한 감사를. 또 제가 그럴 수 없었을 때 요새를 지키며 보내 준 끝없는 도움과 신뢰에도 고마움을 표합니다. 파히마와 함께 일할 수 있어서 행운이에요.

저의 오빠 앨런. 항상 꿈을 크게 가지고 독창적인 생각을 할 수 있도록 늘 가르쳐 주었습니다. 오빠의 조언과 아이디어가 없었다면 뭘 어떻게 해야 할지 몰랐을 거예요.

아버지, 재키, 대니얼, 데이비드. 늘 사랑해 주고 믿어 줘서 고마워요.

매릴린과 마티 프리드먼. 더 이상 바랄 게 없는 최고의 시부모님이세요. 저희를 위해 해 주시는 백만 가지의 일과 늘 보내 주시는 사랑과 격려에 감사합니다.

저의 엄마. 제게 삶을 선물했을 뿐 아니라 어떻게 살아야 하는지도 알려 주셨어요. 그녀의 사랑, 강인함, 결의에 늘 영감을 받습니다. 사랑해요.

늘 변함없는 격려와 신뢰를 주고, 베스트 프렌드라는 일 이상을 해내는 로버타 세블로. 그동안 해 준 탄탄한 법적 조언에도 감사해요(토미도요).

늘 훌륭한 친구가 되어 주는 데다 테일러 선생님이 담임일 때 이후로 늘 마지막 순간에 구원의 손길을 내미는 데이비드 로걸.

이 책에 나오는 멋진 소녀들을 많이 찾을 수 있게 도와준 궁극의 치어리더이자 친구인 질 새처.

용기와 결단력으로 역경을 어떻게 극복하는지 몸소 가르쳐 준 남편 조이. 비 오는 날에도 달릴 수 있게 영감을 주고, 또 가장 중요한 것이지만 조건 없이 끝없는 격려와 사랑을 주는 데 감사해요.

사랑하고 자랑스러워하는 우리 멋진 아들들, 셰인과 라일리.

이 책이 나올 수 있게 도와준 다른 사람들이 너무 많지만 이름을 쓰기에는 공간이 너무 부족합니다. 이름을 미처 적지 못한 분들, 부디 제가 여러분이 준 도움, 격려, 기여, 사랑을 잘 알고 있고 언제나 감사할 거라는 걸 알아주세요.

찾아보기

ㄱ
건강한 모발을 위한 식생활 45

ㄷ
땋는 머리
   프랑스식 땋기 151
   헤링본 땋기 157

ㅁ
만두머리
   고전 스타일 168
   내추럴 스타일 168
   땋은 머리 스타일 168
   열대 스타일 168
머리 구획 67
머리끈
   곱창 머리끈 50
머리띠 51, 52
머리망 52
머리카락
   모수질 12
   모표피 12
   모피질 12
   성장기 14
   유멜라닌 13

케라틴 12
큐티클 12
퇴행기 14
페오멜라닌 13
휴지기 14
머리핀
   나비 집게핀 51, 52
   똑딱핀 51, 52
   보관하는 기발한 방법 53
   실핀 51, 52
   자동핀 50, 51
   집게핀 51, 52
머릿니 76–79
   머릿니 전용 빗 79
   서캐 76, 77, 78
   티트리 오일 77
모발 유형
   건성 모발 29
   복합성 모발 29
   생머리 21, 116
   숱이 많은 머리 27
   숱이 보통인 머리 27
   숱이 적은 머리 26
   심한 곱슬머리 21, 108
   아시아인의 모발 23

   아프리카계 미국인의 모발 24
   정상 모발 29
   지성 모발 29

ㅂ
백 코밍 122
브러시
   나일론 브러시 44
   돈모 브러시 44
   둥근 브러시 43, 44
   벤트 브러시 43, 44
   복합 브러시 43, 44
   패들 브러시 43, 44
비듬 74
빅토리아 시대 유행 188
빗 42

ㅅ
샴푸
   계면활성제 60, 63
   구연산 63
   글리세린 62
   베이비 샴푸 60, 98
   보습 샴푸 62
   볼륨 강화 샴푸 62

세정 기능성 샴푸 62
화학 첨가물 63, 64
시농 181

ㅇ
아기 헤어
  대머리 101
  아기 머리핀 102
  아기 전용 브러시 98
  아기 헤어밴드 103
  유아지방관 100
엉킨 머리 66
오가닉 제품 64
완벽한 컬 만들기 112

ㅈ
정전기 75

ㅋ
커트
  가위 88
  곱슬머리 커트 93
  둥근 앞머리 91
  삐죽삐죽한 앞머리 91
  숱을 친 앞머리 86

얼굴형 85
옆으로 넘긴 앞머리 86
일자 앞머리 86, 89-90
일자 커트 91-92
층 낸 앞머리 91
컨디셔너 64

ㅍ
파라벤 65
포니테일, 양갈래 머리
  낮게 묶는 머리 130
  높게 묶는 머리 130
  옆으로 비스듬히 묶는 머리 130

ㅎ
헤어드라이기
  디퓨저 36
  세라믹 헤어드라이기 34
  이오닉 헤어드라이기 34
  쿨샷 36
  토르말린 헤어드라이기 34
헤어롤
  벨크로 헤어롤 40, 41
  스팀 헤어롤 41
  스펀지 헤어롤 40, 41
  자석 헤어롤 39, 40
  전기 헤어롤 40, 41
헤어밴드 51, 52
헤어아이론
  PTC 38
  고데기 37
  매직기 38

삶에 긍정적 변화를 일으키는 터닝포인트 책들!

친절한 DIY 교과서

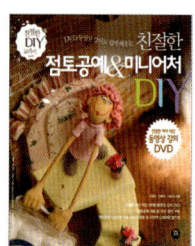

No. 001
친절한 점토공예 & 미니어처 DIY

이정희, 안복희, 이은이 지음
325쪽 / 26,800원(동영상 강의 DVD 포함)

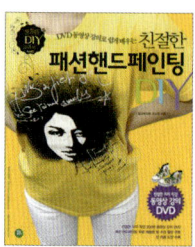

No. 002
친절한 패션핸드페인팅 DIY

윤소영 지음
279쪽 / 22,000원(동영상 강의 DVD, 도안 포함)

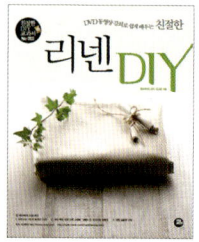

No. 003
친절한 리넨 DIY

김고운 지음
288쪽 / 23,000원(동영상 강의 DVD, 실물본 포함)

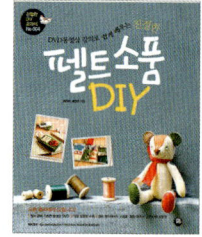

No. 004
친절한 펠트 소품 DIY

최연주 지음
264쪽 / 19,800원(동영상 강의 DVD, 실물본 포함)

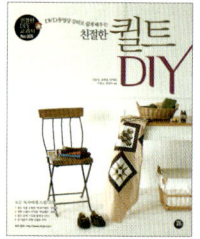

No. 005
친절한 퀼트 DIY

김윤경, 송희경, 안세란, 이정실, 정민자 지음
224쪽 / 19,800원(동영상 강의 DVD, 실물본 포함)

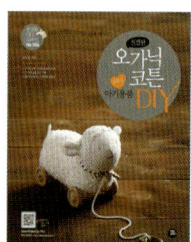

No. 006
친절한 오가닉 코튼 친환경 아기용품 DIY

김복희 지음
223쪽 / 19,800원(동영상 강의 DVD, 실물본 포함)

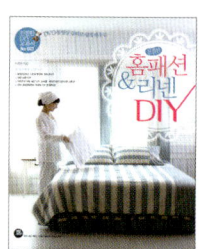

No. 007
친절한 홈패션&리넨 DIY

이영란 지음
248쪽 / 19,800원(동영상 강의 DVD, 실물본 포함)

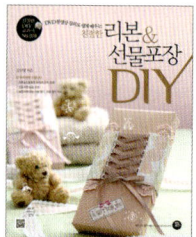

No. 008
친절한 리본&선물포장 DIY

김선영 지음
278쪽 / 19,800원(동영상 강의 DVD 포함)

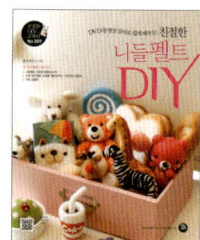

No. 009
친절한 니들펠트 DIY

펠트하우스 지음
282쪽 / 19,800원(동영상 강의 DVD, 실물본 포함)

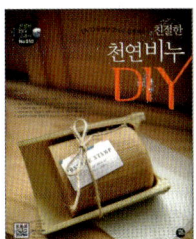

No. 010
친절한 천연비누 DIY

이인수 지음
253쪽 / 18,800원(동영상
강의 DVD 포함)

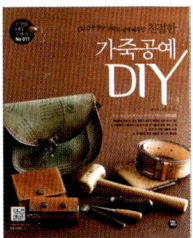

No. 011
친절한 가죽공예 DIY

국영주, 안우석 지음
395쪽 / 35,000원(동영상
강의 DVD, 실물본 포함)

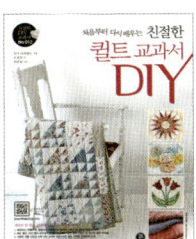

No. 012
처음부터 다시 배우는
친절한 퀼트 교과서 DIY

린다 클레멘츠 지음 /
조진경 옮김 / 최은령 감수
260쪽 / 25,000원

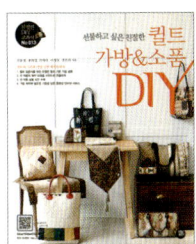

No. 013
선물하고 싶은
친절한 퀼트 가방&소품
DIY

김윤경, 송희경, 안세란,
이정실, 정민자 지음
186쪽 / 18,000원(동영상
강의 무료 다운로드 포함)

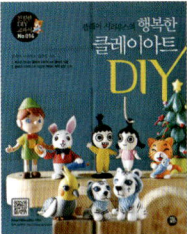

No. 014
시리우스 클레이의
행복한 클레이아트 DIY

김주연 지음
203쪽 / 13,800원

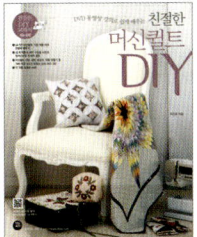

No. 015
친절한 머신퀼트 DIY

최은령 지음
367쪽 / 35,000원(동영상
강의 DVD, 실물본 포함)

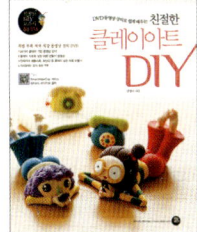

No. 016
친절한 클레이아트 DIY

양영미 지음
229쪽 / 17,800원(동영상
강의 DVD 포함)

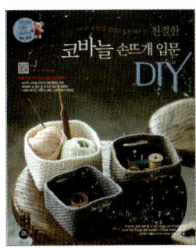

No. 017
친절한 코바늘 손뜨개
입문 DIY

니뜨 지음 / 유화숙 감수
191쪽 / 16,800원(동영상 강의
DVD 포함)

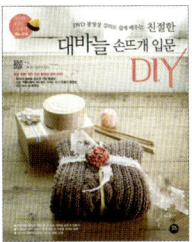

No. 018
친절한 대바늘 손뜨개
입문 DIY

니뜨 지음 / 유화숙 감수
208쪽 / 17,800원(동영상
강의 DVD 포함)

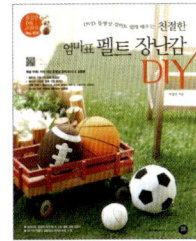

No. 019
친절한 엄마표
펠트 장난감 DIY

박정선 지음
235쪽 / 19,800원(동영상
강의 DVD, 실물본 포함)

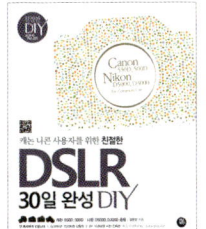

No. 201
친절한 DSLR 30일 완성
DIY

김현진 지음
291쪽 / 16,800원

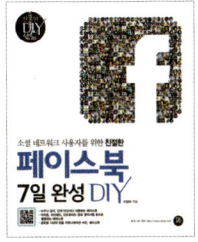

No. 202
친절한 페이스북 7일 완성
DIY

이영희 지음
211쪽 / 12,800원

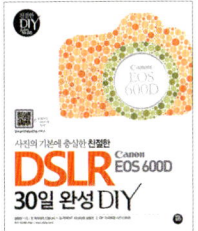

No. 203
친절한 DSLR Canon EOS
600D 30일 완성 DIY

김현진 지음
265쪽 / 18,000원

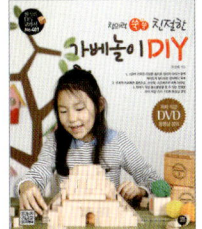

No. 401
친절한 가베놀이 DIY

최성혜 지음
238쪽 / 17,800원(동영상
강의 DVD 포함)

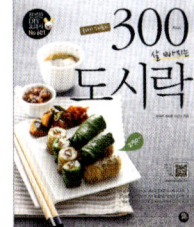

No. 601
300kcal 살 빠지는 도시락

박정아 지음
223쪽 / 13,800원

친절한 WORLD DIY 교과서

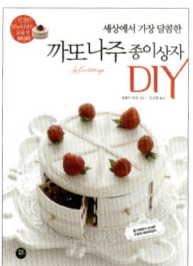

No. 001
까또나주 종이상자 DIY

사에키 마키 지음 /
김선영 옮김
96쪽 / 12,000원

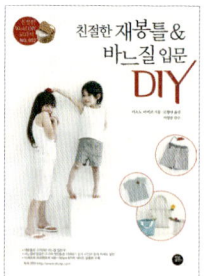

No. 002
친절한 재봉틀&바느질 입문 DIY

미소노 아키코 지음 /
고정아 옮김 / 이영란 감수
139쪽 / 15,000원

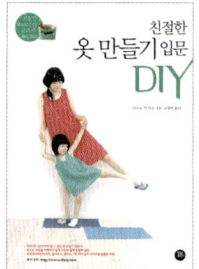

No.003
친절한 옷 만들기 입문 DIY

미소노 아키코 지음 /
고정아 옮김
133쪽 / 15,000원

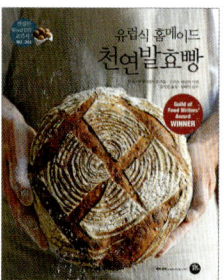

No. 004
유럽식 홈메이드 천연발효빵

엠마뉴엘 하지앤드류 지음 /
김지연 옮김 / 임태언 감수
175쪽 / 15,000원

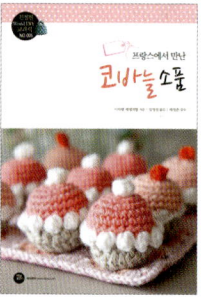

No. 005
프랑스에서 만난 코바늘 소품

이자벨 케세지앙 지음 /
임영신 옮김 / 배정은 감수
133쪽 / 14,500원

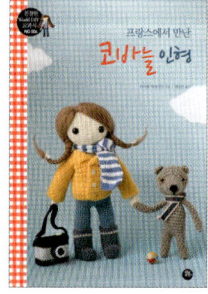

No. 006
프랑스에서 만난 코바늘 인형

이자벨 케세지앙 지음 /
배정은 옮김
127쪽 / 14,500원

단행본

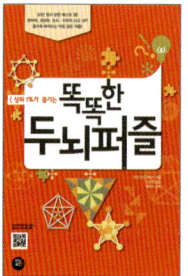

상위 1%가 즐기는 창의 수학 퍼즐 1000

이반 모스코비치 지음 /
이현정 옮김 / 박범익 감수
432쪽 / 25,000원

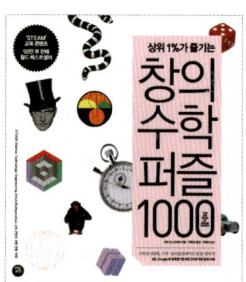

상위 1%가 즐기는 똑똑한 두뇌퍼즐

이반 모스코비치 지음 /
이현정 옮김 / 박범익 감수
444쪽 / 15,000원

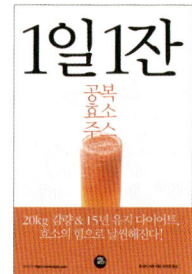

1일 1잔 공복 효소주스

후지이 카에 지음 /
유가영 옮김
131쪽 / 12,000원